Dieta Keto para
la diabetes tipo 2

Cómo controlar la diabetes tipo 2 con la dieta Keto, ¡más recetas saludables, deliciosas y fáciles!

Por Amy Moore

Tabla de Contenidos

Introducción: Controlar la diabetes tipo 2 a través de la dieta Keto

Si padeces diabetes tipo 2, sabes que controlar tu dieta puede ser un desafío. La dieta cetogénica se ha convertido en una de las dietas más populares del mundo y por una buena razón. Esta dieta maravillosa ofrece muchos beneficios para la salud, uno de los cuales es la mejora de la diabetes tipo 2.

Si eres una persona que padece diabetes tipo 2, ¡esta es una gran noticia para ti! Este libro trata sobre la dieta cetogénica y sobre cómo controlar tu afección siguiéndola. Felicitaciones por tomar una de las mejores decisiones de tu vida. Tu deseo de hacer un cambio saludable adoptando esta dieta te permitirá controlar tu condición de manera más efectiva. Con este libro, descubrirás lo fácil que es seguir la dieta cetogénica y continuarla a largo plazo.

En la primera parte de este libro, presentaremos información básica sobre la diabetes tipo 2: qué es, las causas, los factores de riesgo y los síntomas de la afección, y cómo la dieta cetogénica puede influir en ella. Aunque ya sabes que padeces diabetes tipo 2, este capítulo puede ayudarte a entender mejor tu condición. Comprender en profundidad tu condición, y cómo la dieta keto la afectará, te dará una mejor idea de cómo seguir la dieta cetogénica de forma adecuada para maximizar los resultados beneficiosos.

A continuación, aprenderás más sobre la dieta cetogénica en sí. Esta dieta, abreviada keto, es una dieta baja en carbohidratos y alta en grasas, que incluye cantidades moderadas de proteínas. Aunque esta dieta fue desarrollada originalmente para el tratamiento de la epilepsia, ahora es una de las dietas de moda en el mundo. El segundo capítulo de este libro te proporciona información práctica y efectiva para que sigas la dieta de manera correcta. Aprenderás qué tipos de alimentos puedes comer, qué tipos de alimentos debes evitar e incluso algunos consejos prácticos para ayudarte.

Luego hay una sección sobre cómo cocinar en la dieta cetogénica. Aunque cocinar keto no difiere mucho de cocinar en una dieta regular, hay algunas cosas que debes tener en cuenta, como los ingredientes comunes y los sustitutos compatibles con keto que puedes usar para los platos, así como el beneficio de aprender a planificar las comidas. Esta es una parte importante de la dieta cetogénica, ya que te ayuda a seguir con tu dieta de manera más consistente al proporcionarte opciones saludables y sabrosas para todas tus comidas a lo largo del día.

La segunda parte de este libro está llena de recetas simples, saludables y deliciosas que puedes preparar en tu cocina. Sea que decidas comenzar a planificar tus comidas o no, saber cómo preparar estos platos te beneficiará de diferentes maneras. Primero, empezamos con recetas para el desayuno. Todas las recetas de este capítulo son sencillas, deliciosas y están llenas de ingredientes saludables. El desayuno es la comida más importante del día, por lo que si tienes tiempo, puedes practicar la elaboración de estos platos para experimentar de primera mano lo maravilloso que es seguir la dieta keto.

Luego aprenderás varias recetas para el almuerzo y la cena. Las recetas incluidas en este libro son tan versátiles que puedes disfrutarlas en diferentes comidas dependiendo de tu plan para el día. Puedes intercambiar fácilmente las recetas del almuerzo y la cena que aparecen en este libro, sea que desees un almuerzo abundante y una cena ligera o un almuerzo ligero y una cena abundante. De cualquier manera, estas recetas son tan fáciles que incluso podrías disfrutar cocinando cada vez más, lo cual a su vez ayuda a que la dieta sea más fácil de seguir.

Esta puede ser una sorpresa para ti; mientras estés en keto, puedes disfrutar algunos postres aun si padeces diabetes tipo 2. Aunque la dieta cetogénica recomienda que evites el azúcar tanto como sea posible, existen muchos tipos de sustitutos del azúcar que puedes usar. Y estos sustitutos del azúcar se pueden utilizar fácilmente para reemplazar los ingredientes en las recetas de postres tradicionales, tal como lo hemos hecho para ti. Al igual que con las recetas del almuerzo y la cena, las recetas de postres y bocadillos también pueden ser intercambiadas. Esto significa que puedes disfrutar de los postres como bocadillos dulces y de las recetas de bocadillos como postre después de tus comidas. Las recetas de postres y bocadillos incluidas en este libro seguramente te entusiasmarán, ya que son fáciles de preparar, deliciosas y sólo se elaboran con ingredientes keto permitidos por la diabetes.

Aunque es raro y difícil revertir completamente la diabetes tipo 2, no es algo imposible, especialmente si mejoras tu estilo de vida y sigues la dieta cetogénica. Se trata de un concepto que cuenta con el apoyo de expertos en investigación y médicos. A lo largo de este libro, aprehenderás información que te ayudará a manejar mejor tu condición. Atrás quedaron los días en que tenías que preguntarte qué alimentos debías comer, qué alimentos debías evitar y cuál era la mejor dieta para mejorar tu condición. Si estás listo para enriquecer tu vida, ¡comencemos!

Capítulo 1: La diabetes tipo 2 y la dieta cetogénica

La mayoría de las dietas recomendadas para las personas que padecen diabetes tipo 2 se centran en la pérdida de peso. Esto es importante porque la mayoría de las personas que padecen esta afección generalmente son obesas o tienen sobrepeso. Sabiendo esto, puedes preguntarte por qué la dieta cetogénica sería adecuada cuando se centra en consumir alimentos ricos en grasas. Si bien es cierto que la dieta cetogénica es baja en carbohidratos y alta en grasas, tiene el potencial de cambiar la manera en que tu cuerpo utiliza la energía y almacena las grasas, aliviando así los síntomas de tu condición.

Seguir la dieta cetogénica correctamente convierte tu cuerpo en una máquina para quemar grasa. Esto, a su vez, puede ayudar a mejorar tus niveles de azúcar en sangre, por lo que no tendrás que depender demasiado de la insulina. Pero como se trata de un tipo especial de dieta, conlleva una serie de riesgos. Por lo tanto, se recomienda que hables con tu médico antes de empezar a seguir la dieta. Después de aprender una gran cantidad de información útil con este libro, puedes tener una conversación bien informada con tu médico sobre la dieta y sobre cómo seguirla correctamente.

El objetivo principal de la dieta keto es forzar a tu cuerpo a empezar a quemar grasa para obtener energía en lugar de glucosa o carbohidratos. Al seguir esta dieta única, obtendrás la mayor cantidad de combustible de los alimentos ricos en grasas que consumas, mientras que muy poca energía provendrá de los carbohidratos mínimos que consumas. Aunque la dieta keto recomienda opciones de alimentos ricos en grasas, esto no significa que debas comer cualquier tipo de grasas. Seguir la dieta correctamente significa enfocarte en grasas saludables de fuentes alimenticias integrales y saludables.

Incluso si no sigues la dieta cetogénica, tu médico puede recomendarte que limites tu ingesta de carbohidratos, para así manejar tu condición de manera más efectiva. Este paso es crucial ya que el cuerpo convierte los carbohidratos en azúcar y, cuando se consumen grandes cantidades de carbohidratos se producen picos en los niveles de azúcar en sangre, lo que no es bueno cuando padeces diabetes tipo 2. Sin embargo, cuando sigues la dieta keto, puedes experimentar una reducción en tus niveles de azúcar en sangre.

En el pasado, una de las dietas bajas en carbohidratos más populares recomendada para la diabetes era la dieta Atkins. Sin embargo, no es tan efectiva como la keto para controlar la afección. La dieta Atkins es una dieta alta en proteínas y baja en carbohidratos que existe desde la década de 1970. A menudo se ha recomendado como una manera efectiva para perder peso y tratar una amplia gama de afecciones de salud, incluida la diabetes tipo 2. Sin embargo, el cuerpo también puede convertir las proteínas en glucosa. Esto es lo que hace que la dieta cetogénica sea mejor: sólo recomienda el consumo de cantidades moderadas de proteínas. De esta manera, tu cuerpo se enfoca en quemar grasa como su principal fuente de combustible.

Por sencilla que parezca la dieta cetogénica, requiere un control cuidadoso. Una parte importante de la dieta es contar tus macros para asegurarte de estar consumiendo todo lo que necesitas para mantenerte saludable y en los porcentajes apropiados. Luego, también debes observar cómo tu cuerpo reacciona a los cambios en tu dieta. De esta manera, puedes hacer ajustes a tu dieta según sea necesario para asegurarte de obtener todos los beneficios que esta dieta tiene para ofrecer.

Qué es la diabetes tipo 2

La diabetes es un tipo de afección crónica en la que los niveles de glucosa o azúcar se acumulan constantemente en la sangre. La insulina, una de las hormonas del cuerpo, ayuda a transportar la glucosa que se utilizará como fuente de energía desde el torrente sanguíneo hasta las diferentes células. Cuando padeces diabetes tipo 2, las células de tu cuerpo no responden bien a la insulina. A medida que la afección se vuelve más aguda, tu cuerpo también comienza a producir menos insulina. Si no se controla y no se trata, la diabetes tipo 2 puede llevar a niveles de glucosa en sangre crónicamente altos, lo que a su vez causa síntomas adversos y complicaciones graves.

La buena noticia es que la diabetes tipo 2 se puede controlar de manera efectiva haciendo algunos cambios saludables en tu dieta y estilo de vida. Los médicos recomendarán la frecuencia con la que debes controlar tus niveles de glucosa en sangre para asegurarte de que se mantengan siempre dentro de un rango seguro. Aparte de la dieta cetogénica, he aquí algunos consejos generales que pueden ayudarte a controlar tu afección:

- Haz ejercicio de forma regular.
- Come a intervalos regulares y evita saltarte comidas tanto como sea posible.
- Consume alimentos integrales ricos en fibra para ayudar a estabilizar tus niveles de glucosa en sangre.
- Evita comer en exceso. Presta atención a tu cuerpo para dejar de comer tan pronto te sientas satisfecho.

El hecho de que padezcas diabetes tipo 2 no significa que automáticamente tengas que tomar insulina. El único momento en que tu médico recomendará esta forma de tratamiento es cuando tu cuerpo, específicamente tu páncreas, no sea capaz de producir suficiente cantidad de esta hormona. Si tu médico recomienda que te inyectes insulina, asegúrate de saber cómo hacerlo de manera adecuada.

Tienes suerte si los cambios en la dieta y el estilo de vida son suficientes para controlar tu condición y evitar que empeore. Pero si no, es posible que tengas que tomar algunos medicamentos específicos que te ayuden a controlar aún más tu afección, o te ayuden a mejorarla. Algunos de esos medicamentos son:

- **Dipeptidil** para ayudar a reducir los niveles de glucosa en sangre.
- **Péptido 1 similar al glucagón (GLP-1)** para ayudar a reducir los niveles de glucosa en sangre y ralentizar el ritmo de la digestión.
- **Meglitinidas** para estimular el páncreas a que libere más insulina.
- **Metformina** para reducir los niveles de glucosa en

sangre y mejorar la sensibilidad a la insulina.

- **Cotransportador de sodio-glucosa tipo 2 (SGLT-2)** para prevenir la reabsorción de glucosa por riñones y luego excretarla en la orina.
- **Sulfonilureas** para ayudar al cuerpo a producir más insulina.
- **Tiazolidinedionas** para aumentar la sensibilidad a la insulina.

Al igual que con otros tipos de medicamentos, estos pueden causar una serie de posibles efectos secundarios. Por ello, es posible que tengas que probar algunos medicamentos, y combinaciones de medicamentos, para ver cuáles son los más efectivos en el tratamiento de tu afección.

En algunos casos, puedes requerir un tratamiento conocido como terapia de insulina. Tu médico puede recomendártelo si tu cuerpo no puede producir suficiente insulina. Para esta opción de tratamiento, es posible que necesites aplicarte una inyección de acción prolongada por la noche, o varias dosis de insulina a lo largo del día.

Aunque no siempre es posible prevenir esta afección, existen algunas formas de retrasar o ralentizar su desarrollo. Para ello, es posible que tengas que hacer algunos cambios:

- Dieta (prueba keto - ¡es realmente efectiva!)
- Rutina de ejercicios (si no tienes una, ¡comienza ahora!)
- Control de peso (si tienes sobrepeso u obesidad, ¡intenta perder peso!)

Causas, factores de riesgo y síntomas de la diabetes tipo 2

La diabetes tipo 2 es una afección difícil que afecta principalmente la forma en que el cuerpo metaboliza la glucosa o el azúcar, la principal fuente de combustible del cuerpo. Cuando padeces esta afección, suceden dos cosas: tu cuerpo no puede producir cantidades adecuadas de insulina, o tu cuerpo resiste los efectos de esta hormona. En el pasado, la diabetes tipo 2 se denominaba "diabetes del adulto". Sin embargo, en estos días, cada vez más niños son diagnosticados con esta afección, la mayoría de los cuales son obesos o tienen sobrepeso.

Lamentablemente, no existe una cura permanente para esta afección. Pero lograr un peso saludable, seguir una dieta adecuada y hacer ejercicio regularmente pueden ayudarte a controlar la diabetes tipo 2 de manera más efectiva. Al igual que con otras afecciones, hay ciertos síntomas que puedes manifestar si padeces diabetes tipo 2. Si sabes que tienes un riesgo alto de desarrollar esta afección, debes estar atento a los siguientes síntomas:

- Tener hambre o sed todo el tiempo.
- Orinar con frecuencia.
- Pérdida de peso repentina e involuntaria.
- Debilidad o fatiga.
- Llagas y heridas que sanan lentamente.
- Visión borrosa.
- Infecciones frecuentes.

- Oscurecimiento de la piel en algunas zonas, especialmente en el cuello y las axilas.

Si notas alguno de estos síntomas y no ves ninguna causa obvia, haz que un médico te revise de inmediato para obtener un diagnóstico adecuado. Aunque la causa exacta de la diabetes tipo 2 se desconoce, existen ciertos factores que pueden contribuir a su desarrollo. Los factores de riesgo más comunes incluyen:

- **Edad**

A medida que envejeces, el riesgo de desarrollar la afección aumenta, especialmente cuando alcanzas los 45 años o más. Una razón posible es que cuando las personas llegan a esta edad, tienden a ganar más peso, hacer menos ejercicio y perder masa muscular de forma natural. Sin embargo, la incidencia de diabetes tipo 2 también ha aumentado drásticamente entre los adultos jóvenes, los adolescentes y los niños.

- **Historia familiar**

Si tienes un hermano, padre u otro pariente cercano con diabetes tipo 2, también puedes tener un riesgo mayor de padecer el trastorno.

- **Distribución de la grasa**

Almacenar la mayor parte de la grasa corporal en tu abdomen aumenta el riesgo de la afección, en comparación con la acumulación de grasa corporal en tus muslos, caderas o cualquier otra parte del cuerpo.

- **Diabetes gestacional**

Cuando las mujeres embarazadas desarrollan esta afección durante el embarazo, también aumenta su riesgo de desarrollar diabetes tipo 2. Lo mismo sucede cuando una mujer da a luz a un bebé que pesa más de 4 kilos.

- **Estilo de vida sedentario**

Cuanto más sedentario sea tu estilo de vida, mayor será el riesgo de desarrollar esta afección. Mantenerte físicamente activo te ayuda a mantener un peso saludable dado que utilizar tu energía, mejorando así tu sensibilidad a la insulina.

- **Obesidad**

Este es uno de los principales factores de riesgo para la enfermedad. Por supuesto, no tienes que ser obeso o tener sobrepeso para padecer diabetes tipo 2.

- **Síndrome de ovario poliquístico (SOPQ)**

Esta condición se caracteriza comúnmente por el crecimiento excesivo del vello, la obesidad y períodos menstruales irregulares. Tener esta afección también es un factor de riesgo para la diabetes tipo 2.

- **Prediabetes**

Es una condición asociada por la cual tus niveles de azúcar en sangre son más altos de lo normal pero no lo suficiente para ser diagnosticado con diabetes. Si no se controla y se trata, esta afección puede progresar a diabetes tipo 2.

- **Raza**

Los expertos en salud no saben verdaderamente por qué las personas de ciertas razas son más susceptibles a esta afección. Tales razas incluyen a los asiáticoamericanos, afroamericanos, indios americanos e hispanos.

Es importante que busques tratamiento inmediato cuando sabes que padeces esta condición. De lo contrario, podrías experimentar las muchas complicaciones que pueden ocurrir cuando la afección no se trata. Algunas de las complicaciones más comunes de la diabetes tipo 2 son:

- Enfermedad de Alzheimer
- Enfermedades de los vasos sanguíneos y el corazón
- Daño ocular
- Discapacidad auditiva
- Daño renal
- Daño nervioso, especialmente los nervios responsables de la digestión
- Neuropatía o daño nervioso
- Infecciones de la piel y otros problemas
- Apnea del sueño
- Cicatrización muy lenta de ampollas, cortes, heridas y llagas

¿Cómo influye la dieta cetogénica en la diabetes tipo 2?

Ahora que tienes una mejor comprensión de la diabetes tipo 2, es hora de aprender cómo la dieta cetogénica puede afectar la condición. Como se mencionó anteriormente, es posible controlar esta afección haciendo algunos cambios en tu dieta y estilo de vida. En cuanto a tu dieta, una de las cosas más significativas que puedes hacer para mejorar tu diabetes tipo 2 es seguir la dieta cetogénica, un tipo único de dieta alta en grasas y baja en carbohidratos, que permite un consumo moderado de proteínas.

La investigación y la evidencia sugieren que esta dieta puede ser altamente beneficiosa para cualquier persona que padezca diabetes tipo 2. Los alimentos ricos en carbohidratos como la leche, el arroz, las frutas con almidón, el pan y la pasta son muy comunes en las dietas tradicionales. Cuando sigues una dieta en la que comes muchos de estos alimentos, tu cuerpo utiliza la insulina para transportar la glucosa de estos alimentos desde tu torrente sanguíneo a las diferentes células del cuerpo para utilizarla como energía.

Desafortunadamente, debido a tu condición, tu cuerpo no puede producir cantidades adecuadas de insulina o no la utiliza de manera correcta. Cualquiera de las afecciones influye en la forma en que tu cuerpo utiliza los carbohidratos, lo que a su vez hace que experimentes picos frecuentes en tus niveles de azúcar en sangre. Esto significa que siempre que consumas comidas con un alto contenido de carbohidratos, es posible que tus niveles de glucosa en sangre se disparen.

La buena noticia es que el concepto principal de la dieta cetogénica es limitar la ingesta de alimentos ricos en carbohidratos y azúcar. Por ello, al seguir la dieta puedes:

- Reducir tu riesgo de desarrollar diabetes tipo 1 y tipo 2, si aún no la padeces.
- Mejorar el control glucémico de tu cuerpo si ya padeces esta enfermedad.
- Perder peso, lo que trae muchos otros beneficios para la salud.

Tomar la decisión de seguir la dieta keto significa que también estás tomando la decisión de abandonar tus hábitos alimenticios ricos en carbohidratos. Después de algún tiempo - cuando hayas "matado de hambre" de carbohidratos a tu cuerpo - el mismo se verá obligado a descomponer los alimentos grasos que comas e incluso las reservas de grasa que tu cuerpo almacena como combustible. Este es un proceso metabólico natural que resulta de la dieta cetogénica y se conoce como cetosis. Cuando alcanzas un estado de cetosis, tu cuerpo comienza a producir cuerpos cetónicos o "cetonas" como combustible.

A largo plazo, esta dieta puede ayudarte a controlar tus niveles de azúcar en sangre de manera más efectiva. Esta dieta es beneficiosa para la diabetes tipo 2 porque ayuda a reducir estos niveles y los mantiene saludables. Además, la restricción de carbohidratos ayuda a eliminar la ocurrencia de picos grandes y frecuentes en tu azúcar en sangre, reduciendo así la necesidad de insulina.

A medida que tus niveles de azúcar en sangre disminuyen, tu médico puede reducir el número de medicamentos que necesitas tomar. Este es uno de los beneficios más importantes de la dieta, porque muchos de los medicamentos que se toman para esta afección pueden tener efectos secundarios. Sin embargo, nunca debes reducir o dejar de tomar tus medicamentos para la diabetes por tu cuenta. Tu médico es quien debe tomar la decisión en función de cómo tu cuerpo se beneficia de la dieta y de la mejora que hayas experimentado gracias a ella.

También es importante tener en cuenta que si te estás sometiendo a una terapia de insulina, ir a keto podría no ser la mejor opción para ti, ya que podría aumentar tu riesgo de desarrollar una afección conocida como hipoglucemia. Lo mismo se aplica cuando estás tomando diferentes tipos de medicamentos. En tales casos, habla con tu médico antes de comenzar la dieta cetogénica. De esta manera, podrás combinar el conocimiento aprendido en este libro con la información que tu médico compartirá contigo. Juntos pueden idear un plan de dieta keto especializado para mejorar tu condición.

Debido a que la dieta cetogénica básicamente convierte tu cuerpo en una máquina eficiente para quemar grasa, la pérdida de peso también es uno de los beneficios más comunes de esta dieta. Si eres obeso o tienes sobrepeso y esto ha empeorado tu condición, oha contribuido a su desarrollo, te alegrará saber que puedes perder una cantidad significativa de peso con esta dieta. Esto es especialmente cierto si la sigues de manera correcta. Cuando pierdes peso, puedes mejorar tu control glucémico, la distribución de energía y el bienestar general.

Capítulo 2: Seguir la dieta cetogénica

Si te interesa seguir la dieta cetogénica en beneficio de tu condición, entonces debes aprender todos los fundamentos de keto. Educarte es un paso importante porque te permitirá seguir la dieta correctamente, algo crucial si deseas maximizar todos los buenos beneficios que esta dieta tiene para ofrecer. Esta dieta baja en carbohidratos y alta en grasas se ha vuelto muy popular en los últimos años debido a sus beneficios para la salud, como la pérdida de peso, la mejora general de la salud y más. Sin embargo, al comenzar la dieta puedes sentirte abrumado, especialmente si estás acostumbrado a una dieta alta en carbohidratos que incluye una gran cantidad de alimentos procesados, empaquetados y listos para consumir.

Para comenzar con éxito la dieta, y seguirla a largo plazo, debes conocer los tipos de alimentos que debes comer y los que debes evitar. Esta información es la base de la dieta cetogénica y conocerla es esencial. Afortunadamente, ¡aprenderás toda esta información básica en este capítulo! Aquí encontrarás qué tipo de alimentos puedes comer, qué tipo de alimentos debes eliminar o restringir de tu dieta, e incluso algunos consejos prácticos sobre la dieta keto que te ayudarán. Esta información te dará una idea más clara de cómo es en realidad la dieta.

Alimentos para comer en la dieta cetogénica

Básicamente, la dieta keto recomienda comer alimentos ricos en grasas, con un mínimo de carbohidratos y cantidades moderadas de proteínas. Si es la primera vez que intentas seguir una dieta, entonces restringir tu ingesta de carbohidratos puede ser lo más desafiante, aunque no imposible. Tenemos más buenas noticias para ti: cuanto más tiempo sigas la dieta cetogénica, menos antojos tendrás de los alimentos que debes evitar.

En general, cuando sigues la dieta cetogénica, el 75% de tus calorías diarias deben provenir de grasas, el 20% de proteínas y sólo el 5% de carbohidratos. Significa que sólo comerías unos 30 gramos de carbohidratos al día. Si deseas alcanzar y mantener la cetosis, es importante que sigas estos porcentajes de macros de manera consistente cada día. Nunca es una buena idea seguir la dieta un día y consumir muchos carbohidratos al día siguiente. Esto no sólo confundirá a tu cuerpo, sino que también generará picos en tus niveles de azúcar en sangre. Para darte una mejor idea de qué alimentos comer en keto, aquí tienes una lista general:

1. Bayas

En la dieta cetogénica, la mayoría de los tipos de frutas no son recomendables, sobre todo porque contienen muchos carbohidratos y azúcar. Sin embargo, las bayas son la excepción a la regla. Aunque las bayas tienen un sabor agradablemente dulce, son bajas en carbohidratos y altas en antioxidantes y fibra. Puedes disfrutar de un puñado de bayas como bocadillo o incluso incluirlas en tus recetas. Algunos ejemplos de bayas son:

- Arándanos
- Cerezas
- Arándanos rojos
- Moras
- Frambuesas
- Fresas

1. Colágeno

Si necesitas un aumento extra de proteína, puedes obtenerla del colágeno, preferentemente de la variedad alimentada con pasto. Por lo general, se presenta en forma de polvo y puede mezclarse en cualquier receta o bebida para añadir proteínas sin cambiar el sabor.

1. Lácteos

Debido a que los productos lácteos son ricos en grasas, su consumo es recomendado en la dieta keto, sólo asegúrate de conocer el contenido exacto de carbohidratos de los productos

lácteos que consumes en cada comida. El queso es un tipo de
lácteo que tiene un alto contenido de grasa. La mayoría de los
tipos de queso contiene más del 30% de grasa, lo que lo hace
ideal para keto. El queso también contiene buenas cantidades
de proteínas y calcio, que son esenciales. Una cuestión que
debes tener en cuenta es el tamaño de las porciones de queso
que consumes.

Contar macros es importante en keto, y debes saber que
hay algunos tipos de queso que pueden contener hasta un 30%
de la dosis diaria recomendada de grasas saturadas. Así que si
incluyes queso en tu dieta, limita las porciones. Los mejores
tipos de queso para keto son los duros como el feta, el cheddar,
el parmesano o el suizo, y los quesos blandos como el queso
azul, el Monterey Jack, el brie o la mozzarella.

Otra gran opción láctea para keto es el yogur griego
natural, ya que contiene buenas cantidades de calcio y
proteínas. Asegúrate de conseguir la variedad simple, porque
los yogures con sabor suelen tener un contenido alto de azúcar.
Además de ser adecuado para la dieta keto, el yogur griego
también ayuda a perder peso al reducir el apetito. Otros
productos lácteos que puedes consumir son:

- Yogur entero, con grasa
- Crema espesa
- Mayonesa
- Crema agria

1. **Chocolate amargo y cacao en polvo**

Cuando busques chocolate amargo para comer o incluir en tus recetas, opta por aquellos que contengan un mínimo de 70% de sólidos de cacao: cuanto más oscuro, mejor. El chocolate amargo y el cacao en polvo contienen antioxidantes que proporcionan una serie de beneficios para la salud en general.

1. Huevos

Los huevos también son geniales porque puedes comerlos en una variedad de maneras. Son sabrosos, extremadamente versátiles, ricos en proteínas y casi no contienen carbohidratos. Otro nutriente que puedes obtener de los huevos es la vitamina D, que es una vitamina liposoluble esencial.

1. Grasas y aceites

Trata de incorporar muchas grasas y aceites en cada comida, especialmente cuando comas una comida particularmente baja en grasas, como una ensalada ligera. Agregar grasas y aceites saludables a tus comidas hace que sepan mejor y también las hace más adecuadas para tu dieta. Algunas grasas saludables y fuentes saludables de grasa son:

- Aguacate
- Mantequilla
- Aceite de coco
- Grasa de pato
- Ghee
- Manteca o grasa de cerdo
- Nueces de macadamia

- Aceite de oliva

1. Pescados y mariscos

Los pescados grasos como el atún y el salmón son las mejores opciones, especialmente cuando se hornean, se asan a la parrilla o se saltean. Trata de evitar empanar el pescado y los mariscos, dado que hacerlo añade carbohidratos al plato. Los pescados y mariscos son grandes fuentes de proteínas, y la mayoría de las opciones están libres de carbohidratos. Algunos ejemplos de este grupo de alimentos son:

- Bagre
- Almejas
- Bacalao
- Cangrejo
- Fletán
- Caballa
- Mahi-mahi o dorado
- Mejillones
- Pulpo
- Ostras
- Langosta
- Camarones
- Calamares

1. Verduras sin almidón

La mayoría de las verduras bajas en carbohidratos, sean congeladas o frescas, son las que crecen sobre la tierra. Las verduras de hojas verdes son ricas en nutrientes, y mezclarlas con mantequilla, aceite u otro tipo de aderezo alto en grasa es una excelente manera de agregar grasas saludables a tu dieta sin añadir demasiadas calorías. Las verduras también son importantes porque tienen un alto contenido de antioxidantes. Estos ayudan a combatir el estrés oxidativo al tiempo que eliminan las toxinas del cuerpo.

Además, la mayoría de las pautas alimenticias recomiendan el consumo de un mínimo de cinco tazas de verduras y frutas al día. Debido a que la mayoría de las frutas no se recomiendan en keto (aunque puedes disfrutarlas de vez en cuando, sólo asegúrate de que no te hagan exceder tus requerimientos diarios de carbohidratos), deberías tratar de aumentar tu consumo de verduras. Algunas de las mejores verduras para incluir en tu dieta son:

- Espárragos
- Bok choy
- Brócoli
- Repollo
- Coliflor
- Apio
- Cebollinos
- Pepino
- Endibias
- Col rizada
- Lechuga
- Achicoria
- Rábanos
- Espinaca
- Acelga

Aunque el chile y los pimientos son técnicamente frutas, también se recomiendan en la dieta keto. Esto se debe a que contienen compuestos específicos que aumentan el metabolismo y promueven la cetosis, por lo que puedes quemar más calorías cada día.

1. Nueces y Semillas

Aunque las nueces y las semillas contienen carbohidratos, también contienen cantidades altas de grasas saludables y son sanas para el corazón. Sin embargo, al igual que con los productos lácteos, es mejor controlar el tamaño de las porciones de este grupo de alimentos. Como tentempié, sólo debes consumir un puñado de nueces o semillas. Lo mismo ocurre con su uso en las recetas: no uses demasiadas, ya que pueden aumentar el contenido calórico general y de carbohidratos de tus platos. Estas son algunas opciones excelentes de este grupo de alimentos:

- Almendras
- Nueces de Brasil o Castañas de Pará
- Semillas de chía
- Avellanas
- Nueces de macadamia
- Cacahuetes / Maní
- Pacanas
- Piñones
- Nueces

1. Proteínas

Cuando se trata de proteínas, trata de no excederte, ya que consumir cantidades excesivas de proteínas también puede aumentar tus niveles de glucosa. Cuando esto sucede, tu cuerpo no puede entrar en cetosis. Asegúrate de elegir carne fresca para obtener proteínas de alta calidad para tu dieta. Además, la carne te proporciona zinc, potasio y otros minerales esenciales necesarios para mantenerte saludable. Las vitaminas B son otro componente importante de la carne, ya que ayudan al cuerpo a extraer energía de los alimentos que consumes. Algunas buenas fuentes de proteínas para disfrutar en la dieta keto son:

- Tocino (¡sí, tocino!)
- Carne de res
- Cabra
- Cordero
- Órganos
- Cerdo
- Aves de corral

Además, y en la medida de lo posible cuando se trate de carne, opta por variedades de pastura y alimentadas con pasto.

Alimentos a evitar en la dieta cetogénica

Si hay alimentos que debes comer mientras haces la dieta keto, también hay alimentos que debes evitar. Conocer estos alimentos te ayudará a planificar mejor tus comidas y eso hará que sea más fácil seguir con tu dieta. Mientras estés en keto, evita lo siguiente:

1. Alcohol

Aunque no todos los tipos de bebidas alcohólicas deben evitarse en esta dieta, se recomienda limitar el consumo de alcohol, especialmente al comienzo de la dieta y si deseas perder peso más rápido. Los licores fuertes están bien, pero mantente alejado de la cerveza, los cócteles y otras bebidas alcohólicas que contengan ingredientes dulces.

1. Frijoles y legumbres

La mayoría de los frijoles y legumbres tienen un alto contenido de almidón, lo que los convierte en un no-no para keto. Además, estos alimentos son relativamente bajos en grasa, lo que significa que no contribuirán a tu consumo diario de grasas. Algunos ejemplos de frijoles y legumbres que debes evitar son:

- Frijoles negros
- Garbanzos
- Frijoles
- Lentejas

1. **Granos**

Todos los tipos de granos y alimentos que contienen granos deben ser evitados para poder seguir con éxito la dieta. El hecho es que los granos tienen un alto contenido de carbohidratos, por lo que si continúas comiéndolos, la posibilidad de que alcances la cetosis es muy pequeña. Algunos ejemplos de granos a evitar son:

- Cebada
- Pan
- Trigo sarraceno
- Pasteles
- Cereales
- Pasta
- Pastelería
- Quinua
- Arroz
- Trigo
- Granos integrales

1. **Frutas y verduras con almidón**

Aparte de las bayas, debes limitar tu consumo de frutas, incluidos los jugos y batidos de frutas frescas. En particular, las frutas grandes tienen un alto contenido de azúcar. Las verduras con almidón, la mayoría de las que crecen bajo tierra, también tienen un alto contenido de carbohidratos y calorías. Estos son algunos tipos de frutas y verduras con almidón de los que debes mantenerte alejado:

- Manzanas
- Plátanos
- Maíz
- Uvas
- Mangos
- Naranjas
- Papayas
- Piñas
- Patatas y productos de patata
- Batatas
- Mandarinas
- Ñames o boniatos

1. Grasas y aceites refinados o trans

Aunque las grasas y los aceites se recomiendan para la dieta keto, no todos son saludables. Mientras sigas la dieta keto, asegúrate de concentrarte en las grasas saludables en lugar de en las siguientes:

- Aceite de canola

- Aceite de maíz
- Aceite de algodón
- Aceite de semillas de uva
- Margarina
- Aceite de cártamo
- Aceite de soja
- Alternativas a la mantequilla para untar
- Aceite de girasol

1. Azúcar

Aunque evitar el azúcar como parte de la dieta keto es beneficioso para la mayoría de las personas, es especialmente beneficioso cuando padeces diabetes tipo 2. Consumir mucha azúcar y alimentos azucarados conduce a un aumento de peso, junto con un mayor riesgo de desarrollar diversas enfermedades crónicas. Estos son algunos ejemplos de alimentos que debes evitar:

- Agave
- Cereal para el desayuno
- Pasteles
- Dulces
- Chocolate
- Miel
- Jugo
- Jarabe o sirope de arce
- Sodas o refrescos
- Bebidas para deportistas

Consejos para seguir la dieta cetogénica con diabetes tipo 2

A pesar de que la dieta cetogénica puede ser diferente a la dieta actual, seguirla no tiene por qué ser difícil. Evitarás los alimentos que causan que tus niveles de azúcar en sangre se disparen y comenzarás a ver mejorías en tu condición después de algún tiempo, siempre y cuando sigas la dieta correctamente. Para lograrlo, aquí hay algunos consejos que te guiarán:

1. **Personaliza tu consumo de carbohidratos según tus necesidades**

Aunque la dieta cetogénica recomienda que evites los carbohidratos, existen diferentes tipos de dietas cetogénicas que puedes seguir y que permiten diferentes tipos de desglose de macros. Si es la primera vez que haces keto, debes reducir gradualmente tu ingesta de carbohidratos en lugar de abandonarlos de golpe. Planifica la reducción de ingesta de carbohidratos para asegurarte de que tu cuerpo no se escandalice y no se sienta desafiado. A pesar de que debes limitar tu consumo de carbohidratos, puedes experimentar un pocohasta encontrar el mejor porcentaje de carbohidratos que te haga sentir saludable y feliz mientras todavía puedes lograr la cetosis.

1. Concéntrate en fuentes saludables de grasas y proteínas

Al planificar tus comidas y comprar ingredientes para tus recetas, opta por fuentes saludables de alimentos enteros en lugar de las variedades procesadas. Por ejemplo, la carne fresca, los huevos, los productos lácteos y el pescado serán mucho más saludables que comer solo alimentos curados, procesados o empaquetados. Además, a la hora de elegir aceites, opta por los que contienen grasas poli y monoinsaturadas en lugar de grasas saturadas o trans.

1. Come también muchos alimentos ricos en fibra

Si tienes que comer alimentos que contengan carbohidratos, trata de elegir aquellos que contengan también mucha fibra. Además de hacer que te sientas satisfecho por más tiempo, la fibra también ayuda a reducir tus niveles de colesterol LDL.

1. Elije sabiamente los sustitutos del azúcar y los edulcorantes

Mientras sigues la dieta keto, también puedes disfrutar de los alimentos dulces: la única diferencia es que están preparados con sustitutos del azúcar y edulcorantes más saludables. A la hora de elegir estos potenciadores de sabor, escoge sabiamente. Algunos edulcorantes, aunque no afectarán tus niveles de azúcar en sangre, pueden aumentar tu antojo de alimentos dulces y azucarados. Además, evita los alimentos azucarados que contienen alcoholes de azúcar, ya que algunos de ellos pueden afectar tus niveles de azúcar en sangre. Debido a estos peligros, se recomienda que hagas tus propios postres y bocadillos dulces para poder elegir lo que incluyes en ellos y así asegurarte de que sólo comerás golosinas amigables tanto para keto como para la diabetes.

1. Conoce qué alimentos tienen bajo índice glucémico

Contar tus macros es importante en la dieta keto. Otra forma en que puedes llevar un registro de los alimentos que comes es utilizando el índice glucémico. Este te proporciona una mejor idea de cómo tu cuerpo puede responder a ciertos alimentos cuando padeces diabetes tipo 2. Utilízalo solo como una herramienta suplementaria porque no proporciona información sobre los valores nutricionales completos de los alimentos.

Con todos los beneficios para la salud de la dieta keto, podrías preguntarte si es posible revertir tu condición.

En algunos casos, sí es posible.

Los defensores de esta dieta afirman que ayuda a restaurar la sensibilidad a la insulina, lo que a su vez hace que los síntomas de la diabetes desaparezcan. Cuando sigues esta dieta correctamente, y trabajas mano a mano con tu médico durante todo el proceso, es posible que puedas controlar bien tu condición. Después de algún tiempo, tu médico podría incluso indicar que dejes de tomar tus medicamentos de insulina por completo.

La reversión de la diabetes tipo 2 es uno de los mejores beneficios que puedes obtener de la dieta cetogénica. Por supuesto, la reversión no siempre significa permanencia o duración. Si dejas de seguir la dieta, los síntomas de tu condición pueden reaparecer después de un tiempo. Por lo tanto, si eliges ir a keto, es posible que tengas que decidirte a seguirla a largo plazo. Si funciona, síguela para mejorar tu salud en general.

¡Primero habla con tu médico!

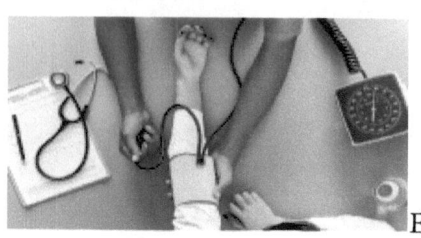

Este es otro consejo importante que, debido a su importancia, se ha repetido en los capítulos anteriores. Incluso cuando estás en el pico de tu salud, se recomienda que hables con tu médico antes de comenzar cualquier dieta o plan de alimentación nuevo, incluida la dieta keto. Dado que padeces diabetes tipo 2, una condición que requiere un control constante, consultar con tu médico es aún más importante. Si padeces esta condición, tu médico puede ayudarte con:

- Aprender a controlar tus niveles de glucosa en sangre en casa.
- Recomendaciones alimenticias, incluido un plan de dieta keto personalizado que se adapte a tus necesidades individuales.
- Recomendaciones de ejercicios y actividad física que puedes realizar mientras haces la dieta keto.
- Información sobre los medicamentos que debes tomar -o interrumpir- mientras sigues la dieta cetogénica.

También es importante que sigas visitando a tu médico, especialmente al principio, para observar y controlar el progreso de tu enfermedad. Con el tiempo, cuando tu cuerpo se haya adaptado a la dieta, podrás reducir la frecuencia de tus consultas. Pero si experimentas algún síntoma nuevo, especialmente síntomas adversos, consulta con tu médico de inmediato.

Capítulo 3: Cocinar Keto

Cuando padeces diabetes tipo 2, es como si tu cuerpo sufriera de intoxicación por carbohidratos. Si has estado consumiendo carbohidratos en grandes cantidades, eventualmente tu cuerpo se ve abrumado por los carbohidratos, tanto que desarrollas resistencia a la insulina. Es como si tus células dijeran: "basta con los carbohidratos y el azúcar", entonces desarrollas una condición que te obliga a ser más consciente de tu cuerpo.

A medida que haces la transición a la dieta cetogénica, que es alta en grasas y baja en carbohidratos, puedes comenzar a ver mejoras en tu condición. Cuando eres capaz de lograr la cetosis, tu cuerpo no necesita mucha insulina y eso le da la oportunidad de corregirse a sí mismo. Si estás en las primeras etapas de la diabetes tipo 2, es posible que desees hablar con tu médico sobre la dieta keto antes de comenzar a tomar insulina u otros tipos de medicamentos. Con esta dieta nueva y otros cambios saludables en tu estilo de vida, puedes mejorar tus síntomas incluso antes de que tu condición empeore.

Siempre y cuando te hayas comprometido a seguir la dieta cetogénica, y la sigas correctamente, puedes empezar a experimentar pequeñas mejoras en los niveles de azúcar en sangre en cuestión de días. Después de algunas semanas, es posible que notes -y sientas- un cambio significativo en estos niveles.

Si estás listo para comenzar a seguir la dieta cetogénica, debes saber que cocinar es una parte importante de ella. Aprender a cocinar para tu dieta keto te mantiene motivado y te permite seguir la dieta a largo plazo. Antes de pasar a algunas recetas simples pero saludables para incorporar en tu planificación de comidas, hablemos de los ingredientes comunes para usar en platos fáciles de preparar, junto con la planificación de las comidas, otra parte importante de la dieta keto que puedes considerar.

Ingredientes básicos para cocinar Keto

No te dejes abrumar o intimidar cuando empieces a cocinar en keto. Si has cocinado para ti mismo en el pasado, cocinar keto será fácil. Incluso si es la primera vez que cocinas, empezar con recetas sencillas te dará la confianza necesaria para seguir cocinando y seguir tu dieta nueva.

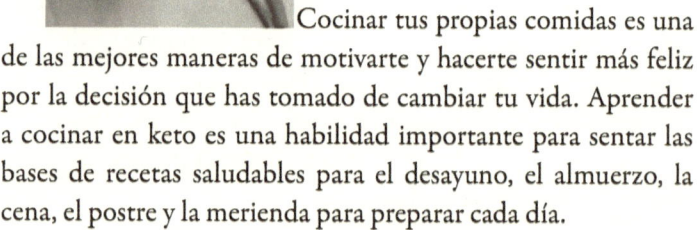

Cocinar tus propias comidas es una de las mejores maneras de motivarte y hacerte sentir más feliz por la decisión que has tomado de cambiar tu vida. Aprender a cocinar en keto es una habilidad importante para sentar las bases de recetas saludables para el desayuno, el almuerzo, la cena, el postre y la merienda para preparar cada día.

Como con cualquier otra dieta, ir a keto requiere dedicación, disciplina y un esfuerzo por seguir los requisitos muy específicos de la dieta: comer alimentos ricos en grasas, moderados en proteínas y bajos en carbohidratos. Aunque existen diferentes tipos de dietas cetogénicas, la mayoría de los principiantes comienzan con la dieta cetogénica estándar (SKD). Esta variación recomienda 70 a 80% de grasas, 10 a 20% de proteínas y 5 a 10% de carbohidratos. Si además deseas perder peso con esta dieta, es posible que necesites consumir menos de 2.000 calorías al día. Planifica tus comidas para cumplir con los porcentajes adecuados de la SKD.

Tras elegir el tipo de dieta keto a seguir, es hora de empezar a planificar tus comidas. Pero antes de que puedas hacerlo, es posible que desees familiarizarte con los ingredientes básicos utilizados para cocinar keto. Por supuesto, la lista de compras que hagas dependerá de las comidas que hayas planeado cocinar para la semana. Para darte una mejor idea de los ingredientes básicos que puedes usar en keto, aquí tienes algunos ejemplos comunes:

Productos frescos

- aguacate
- repollo
- tomates cherry
- ajo
- lechuga de hoja o romana
- lima
- hongos
- cebollas
- pimiento rojo
- cebollines
- espinaca

Aceites y especias

- aceite de aguacate
- mantequilla
- canela
- aceite de coco
- ajo en polvo
- jengibre molido
- sal
- pimienta
- aceite de sésamo
- semillas de sésamo

Fuentes de proteínas

- tocino
- salchichas para el desayuno
- pechugas de pollo (deshuesadas, sin piel)
- queso crema
- huevos
- lácteos
- carne molida
- queso mozzarella
- yogur natural

Ingredientes básicos de la despensa

- mantequilla de almendra
- harina de almendras
- caldo de pollo
- cacao en polvo
- crema de coco
- salsa de soja
- extracto de vainilla

Planificar las comidas

Como paciente con diabetes tipo 2, seguir la dieta cetogénica es una de las mejores cosas que puedes hacer por tu salud. No tendrás que privarte mientras estés en esta dieta, sólo tienes que tomar decisiones más inteligentes. Y una de las maneras más efectivas de seguir con tu dieta es comenzar a planificar las comidas.

Planificar las comidas es un proceso que implica planear tus comidas (generalmente para la semana), elaborar una lista de ingredientes, comprar esos ingredientes, preparar y cocinar tus comidas y almacenarlas en el refrigerador para mantenerlas frescas. La planificación de las comidas ahorra tiempo, dinero y te mantiene más motivado para seguir con tu dieta a largo plazo. La clave para planificar tus comidas es crear tu propio archivo con las recetas que te gustan y sean adecuadas para tu dieta nueva. Cuando planifiques tus comidas, ten en cuenta estos consejos:

- Comienza con recetas fáciles y sencillas que te ayudarán a practicar habilidades básicas de cocina, preparándote así para hacer recetas más complejas en el futuro.

- A la hora de buscar recetas, opta por aquellas que ofrezcan versatilidad en cuanto a los ingredientes que puedes utilizar para prepararlas.

- Asegúrate de que todas las comidas planificadas te permitan completar tu perfil de macronutrientes requerido para el día.

- Además, asegúrate de que las comidas planificadas superen los requerimientos calóricos del día.

- Opta por recetas bajas en carbohidratos, altas en grasas y moderadas en proteínas y, cuando las planifiques, combínalas de manera tal que obtengas cantidades altas de grasas, cantidades moderadas de proteínas y bajas cantidades de carbohidratos todos los días.

- Opta por más recetas con pescados y mariscos para obtener fuentes de proteínas más saludables.

- A la hora de elegir productos lácteos para tus recetas, opta por los que contienen grasa entera.

- Si tus comidas planificadas no suman las calorías suficientes, acompáñalas con guarniciones bajas en carbohidratos que contengan verduras sin almidón.

Capítulo 4: Recetas de desayuno keto para la diabetes tipo 2

Ahora que tienes una mejor comprensión de la dieta keto y cómo se relaciona y beneficia a la diabetes tipo 2, echemos un vistazo a algunas recetas fáciles, sabrosas y saludables. Dado que el desayuno es la parte más importante del día, comencemos con algunas recetas empezar el día. A la hora de elegir los platos para el desayuno, asegúrate de que esta comida contenga todos los nutrientes saludables que necesitas para comenzar bien el día. De esa manera, tendrás toda la energía que necesitas para pasar la mañana sin tener hambre hasta que sea la hora del almuerzo.

Muffins de huevo con tocino de pavo

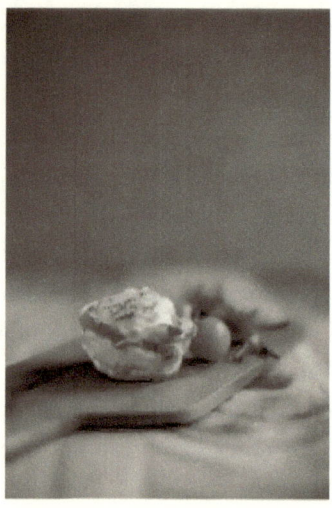

Estos panecillos saludables se hacen con huevos, tocino de pavo y otros ingredientes saludables. Hacerlos es muy fácil y no requiere mucho tiempo. Si quieres un desayuno rápido que sepa y se almacene bien , entonces esta es la receta perfecta para empezar.

Duración: 35 minutos
Porciones: 12 muffins de huevo
Ingredientes:

- 1 cucharadita de pimienta
- 1½ cucharadita de sal
- ¼ taza de espinacas (picadas)
- ⅓ taza de pimiento morrón (picado)
- ⅓ taza de salchichas de pavo (magras, picadas)
- ⅓ taza de cebolla amarilla (picada)
- ½ chile jalapeño
- 1 diente de ajo
- 3 huevos pequeños
- 12 huevos medianos (sólo claras)
- 12 rebanadas de tocino de pavo (magro)

Elaboración:

1. Precalienta el horno a 350°F (180ºC) y engrasa una bandeja para muffins.
2. Rodea cada una de los moldes con una rebanada de tocino de pavo.
3. Coloca un poco de espinaca picada en el fondo de cada molde.
4. En una sartén, saltea el ajo, las cebollas y el jalapeño hasta que las cebollas estén translúcidas.
5. Retira la sartén del fuego y con una cuchara pon las verduras cocidas encima de las espinacas.
6. Cubre con el pimiento morrón picado y la salchichas.
7. En un recipiente, mezcla los huevos pequeños y las

claras de huevo, luego sazona con sal y pimienta. Bate todo.

8. Coloca la mezcla de huevo en los moldes para muffins hasta cubrir completamente los demás ingredientes.

9. Coloca la bandeja en el horno y hornea los muffins de huevo durante aproximadamente 25 minutos.

10. Saca la bandeja del horno y deja que enfríen antes de servirlos o guardarlos.

Muffins de canela y naranja

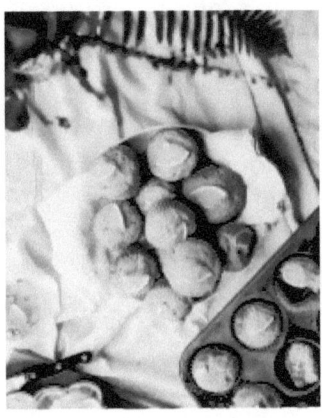

Disfruta de estos muffins de canela y naranja durante las fiestas o en cualquier época del año. Estos panecillos bajos en carbohidratos tienen un sabor único que seguramente desearás una y otra vez. Son fáciles de hornear y combinan perfectamente con el té o el café.

Tiempo: 30 minutos

Porciones: 12 muffins

Ingredientes:

- ¼ clavo de olor
- 1 cucharadita de bicarbonato de sodio
- 1 cucharadita de jugo de limón
- 1 cucharadita de nuez moscada
- 3 cucharadas de canela
- 3 cucharadas de cáscara de naranja
- ½ taza ghee (derretido)
- 3 tazas de harina de almendras
- 4 huevos grandes (batidos)
- edulcorante compatible con keto

Elaboración:

1. Precalienta el horno a 350°F (180°C) y engrasa una bandeja para muffins.
2. En un recipiente, coloca todos los ingredientes medidos y agrega el edulcorante a gusto. Mezcla bien hasta que todos los ingredientes estén bien incorporados.
3. Vierte la masa en el molde para muffins.
4. Coloca la bandeja en el horno y hornea los panecillos de 18 a 20 minutos.
5. Saca la bandeja del horno y deja enfriar.

Quiche de champiñones y espinacas con queso

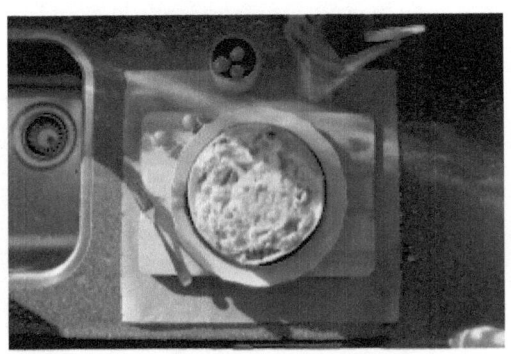

Este quiche bajo en carbohidratos les hará cosquillas a tus papilas gustativas y satisfará tus antojos de desayuno. Es fácil de hacer y lleva menos de una hora. Puedes hacer el quiche con corteza o sin ella, ¡funciona de cualquier manera! Para esta receta, harás un quiche sin corteza, ¡ideal para keto!

Tiempo: 45 minutos

Porciones: 1 quiche

Ingredientes:

- ½ cucharadita de ajo en polvo
- ⅓ taza de queso parmesano (rallado)
- ½ taza de crema espesa
- ½ taza de agua
- 1 taza de mozzarella (rallada)
- 1 taza de hongos (en rodajas)
- 1¼ tazas de espinacas
- 2 lonchas de queso provolone (o cualquier otro tipo de queso)
- 6 huevos grandes
- pimienta negra
- sal

Elaboración:

1. Engrasa un molde para tartas y esparce las hojas de espinaca en el fondo.
2. Cubre de manera uniforme con una capa de champiñones, luego coloca las lonchas de queso y reserva.
3. En un recipiente, mezcla el agua y la crema espesa y bate bien.
4. Añade el ajo en polvo, el queso parmesano y una pizca de sal y pimienta. Continúa mezclando.
5. Vierte la mezcla sobre las espinacas y los hongos.
6. Espolvorea generosamente con mozzarella.
7. Coloca el molde en el horno y hornea el quiche a 350°F (180ºC) durante 40 minutos.

8. Saca el molde del horno y deja enfriar el quiche antes de cortarlo.

Sándwich sin pan

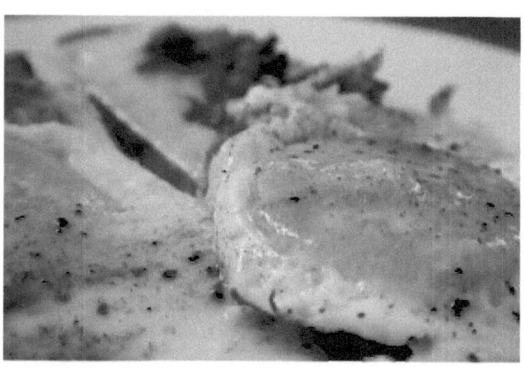

¡Este es un sándwich ingenioso hecho especialmente para keto porque no tiene pan! El jamón crujiente, el queso delicioso y los huevos saludables se combinan a la perfección para crear este sándwich keto único en su tipo. Es fácil, delicioso y rápido de preparar.

Tiempo: 10 minutos

Porciones: 2 sándwiches

Ingredientes:

- 2 cucharadas de mantequilla
- ¼ taza de queso cheddar (cortado en rodajas gruesas)
- 2 lonchas de jamón serrano (ahumado)
- 4 huevos medianos
- pimienta negra
- sal
- salsa tabasco (opcional)

Elaboración:

1. En una sartén, coloca la mantequilla a fuego medio.
2. Añade los huevos y fríe con cuidado. Sazona con sal y pimienta.
3. Prepara tu sándwich. Comienza con los huevos como base, coloca una loncha de jamón y luego cubre con las lonchas de queso. Cubre cada sándwich con otro huevo frito.
4. Baja el fuego y coloca los sándwiches de nuevo en la sartén.
5. Continúa friendo hasta que el queso se derrita y emplata antes de servir. Añade unas gotas de salsa Tabasco si lo deseas.

Wraps de salmón ahumado con queso crema

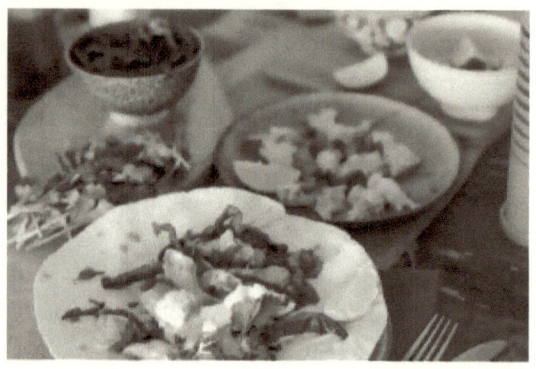

Una receta simple para el desayuno, donde la combinación de queso crema y salmón resulta ser la más icónica para el desayuno o el brunch. El delicado sabor del queso crema combinado con el sabor contundente del salmón ahumado va perfectamente bien con las hierbas aromáticas y el sabor de la cebolla.

Tiempo: 10 minutos

Porciones: 1

Ingredientes:

- ½ cucharadita albahaca (seca o fresca)
- 2 cucharaditas de queso crema
- ⅛ taza de cebolla morada (picada)
- ¼ taza de salmón (ahumado)
- 1 tortilla de harina (baja en carbohidratos)
- rúcula
- pimienta negra

Elaboración:

1. Calienta la tortilla en el microondas o en el horno.
2. En un recipiente, mezcla la albahaca, el queso crema y una pizca de pimienta. Luego extiende la mezcla sobre la tortilla caliente.
3. Cubre con el salmón, la cebolla y un puñado de rúcula.
4. Enrolla la tortilla y sirve.

Frittata de queso y champiñones

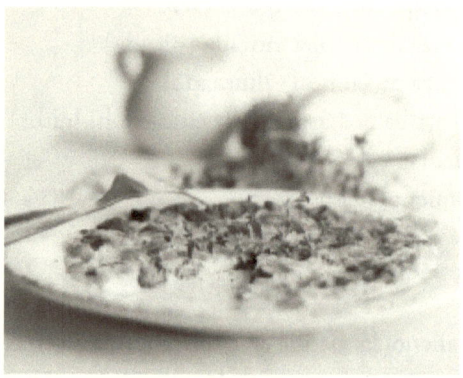

En Italia se conoce como la "tortilla de cara abierta". Las frittatas son rápidas y fáciles de preparar, y también extremadamente versátiles. Puedes disfrutarlas en cualquier comida y utilizar diferentes ingredientes para el relleno. Para esta receta, usarás queso crema y champiñones para complementar los huevos de un delicioso desayuno keto.

Tiempo: 40 minutos

Porciones: 4

Ingredientes para la frittata:

- ½ cucharadita de pimienta negra
- 1 cucharadita de sal
- 1 cucharada de perejil (fresco)
- ½ taza de mantequilla
- ½ taza de vegetales de tu elección
- 1 taza de queso cheddar (rallado)
- 1 taza de mayonesa compatible con keto
- 2 tazas de champiñones (en rodajas)
- 6 cebollines (picados)
- 10 huevos medianos

Ingredientes para la salsa:

- ¼ cucharadita de pimienta negra
- ½ cucharadita de sal
- 1 cucharada de vinagre de vino blanco
- 4 cucharadas de aceite de oliva

Elaboración:

1. Precalienta el horno a 350°F (180°C) y engrasa una bandeja para hornear con mantequilla.
2. En un recipiente, coloca todos los ingredientes de la salsa, mezcla bien y reserva.
3. En una sartén, agrega la mantequilla y los champiñones a fuego medio-alto y saltea hasta que estén dorados.
4. Baja el fuego y agrega los cebollines picados, el perejil, la sal y la pimienta. Continúa cocinando durante 1

minuto y luego retira la sartén del fuego.

5. En un recipiente aparte, coloca el queso, la mayonesa y los huevos y mezcla bien. También puedes agregar una pizca de sal y pimienta.

6. Agrega los vegetales cocidos y mezcla hasta que estén bien incorporados. Vierte la mezcla en la bandeja para hornear que has preparado.

7. Coloca la bandeja en el horno y hornea la frittata de 30 a 40 minutos.

8. Saca la fuente del horno y deja enfriar la frittata unos 5 minutos. Sirve con los vegetales frescos y la salsa.

Panqueques de suero y avena

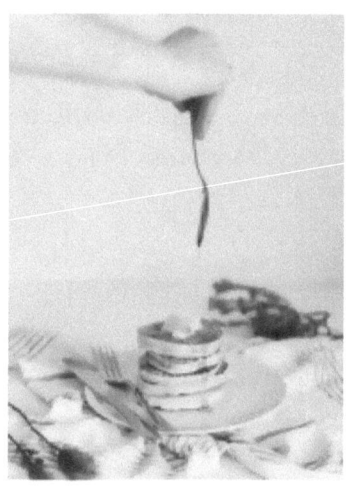

Cuando hundas los dientes en estos panqueques, es posible que no creas que sean bajos en carbohidratos. Son fáciles de hacer y se almacenan bien. Si tienes antojo de un desayuno de panqueques, no tienes por qué reprimirlo: esta receta te salvará el día. También puedes acompañar estos panqueques con frutas o tocino, dependiendo de tus preferencias.

Tiempo: 15 minutos

Porciones: 5

Ingredientes:

- ½ cucharadita de sal
- 2 cucharaditas de polvo de hornear
- 4 cucharaditas de edulcorante en polvo keto
- 1 cucharada de aceite de coco
- ½ taza de harina de almendras
- ½ taza de fibra de avena
- 1 taza de suero de leche
- 4 huevos medianos

Elaboración:

1. En un tazón, coloca el polvo de hornear, el edulcorante, la harina de almendras y la fibra de avena, luego mezcla bien.
2. Bate los huevos, el aceite y el suero de leche hasta que todos los ingredientes estén bien integrados.
3. Calienta mantequilla o aceite en una plancha y vierte la mezcla en ella.
4. Cocina los panqueques unos minutos de cada lado.
5. Pasa los panqueques cocidos a los platos, cubre con mantequilla y otros ingredientes de tu elección.

Pudín de chocolate y chía

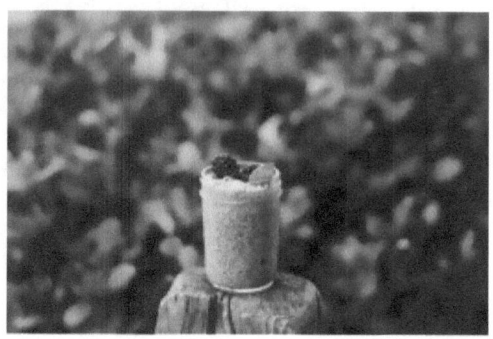

El pudín de chía es otra receta versátil que puedes disfrutar en el desayuno, como postre o bocadillo, dependiendo del sabor que prepares. Esta receta en particular tiene un delicioso sabor a chocolate, y sólo requiere cinco ingredientes. Además de ser ideal para personas con diabetes, este plato no contiene gluten y es vegano.

Tiempo: 5 minutos (tiempo de enfriamiento no incluido)
Porciones: 2
Ingredientes:

- ¾ cucharadita de sal marina
- 4 cucharadas de edulcorante compatible con keto
- ½ taza de semillas de chía
- 1⅓ taza de leche de almendras (sin azúcar)
- ⅓ taza de cacao en polvo

Elaboración:

1. Tamiza el cacao en polvo para obtener una textura más suave y sin grumos.
2. En un recipiente, mezcla todos los ingredientes y bate hasta obtener una mezcla suave y bien incorporada.
3. Vierte la mezcla en un recipiente hermético y colócalo en el refrigerador un mínimo de 1 hora. Cuanto más tiempo mantengas el pudín en el refrigerador, más firme estará.
4. Antes de servir, decora con crema batida y fruta fresca de tu elección.

Capítulo 5: Recetas de almuerzo keto para la diabetes tipo 2

A continuación, algunas recetas saludables para el almuerzo. Lo bueno de estas recetas es que son fáciles de hacer, y también puedes disfrutarlas para la cena. Cuando sigues la dieta keto, es importante que cuentes tus macros. Planifica bien tus combinaciones de comidas para satisfacer tus necesidades de macros diarias, ni más ni menos. Si es la primera vez que cocinas keto, empezar con estas recetas te mostrará lo fácil que es hacer tus propias comidas saludables en casa.

Quiche de brócoli sin masa con queso cheddar

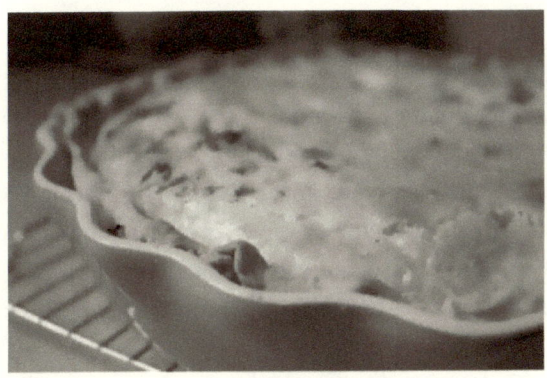

La combinación de queso y brócoli hace que la comida sea saludable y sabrosa. Este es un quiche sin masa bajo en carbohidratos perfecto para una comida o cena ligera. Hacerlo lleva menos de una hora, ¡y sabe tan bien que tardas aún menos en devorarlo!

Tiempo: 50 minutos

Porciones: 6

Ingredientes:

- ⅛ cucharadita de pimienta negra
- ¾ cucharadita de sal kosher
- 1 cucharada de agua
- ¼ taza de crema semidescremada
- ⅔ taza de leche
- 1 taza de queso cheddar (rallado)

- 3 tazas de flores de brócoli (picadas)
- 5 huevos grandes
- nuez moscada (recién rallada)
- spray vegetal

Elaboración:

1. Precalienta el horno a 350°F (180°C) y engrasa una tartera para pasteles con spray vegetal.
2. En un recipiente, mezcla el agua y los ramilletes de brócoli, y cocina al vapor en el microondas de 2 a 3 minutos, hasta que estén crujientes y tiernos.
3. Pasa el brócoli al molde y distribúyelo uniformemente.
4. Cubre con el queso cheddar y reserva.
5. En un bol, coloca la pimienta, la sal, la crema, la leche, los huevos y una pizca de nuez moscada y bate bien.
6. Vierte la mezcla sobre la capa de queso y usa una espátula para distribuirla uniformemente.
7. Coloca la tartera en el horno y hornea el quiche de 35 a 40 minutos.
8. Saca la fuente del horno y deja que el quiche se enfríe antes de cortarlo.

Ensalada de atún Nicoise

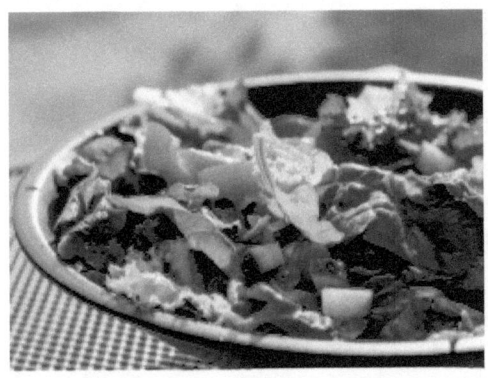

Esta es una versión interesante de la clásica ensalada Nicoise porque contiene aderezo de mostaza y perejil que le da un toque agradable. Es una opción de almuerzo saludable fácil de preparar, perfecta para cuando estás de acá para allá. Lo mejor es que si comes una porción grande de esta ensalada, no consumirás muchas calorías pero te sentirás satisfecho durante mucho tiempo.

Tiempo: 15 minutos

Porciones: 1

Ingredientes:

- ½ cucharadita de pimienta negra
- ½ cucharadita de mostaza de Dijon
- 1 cucharadita de vinagre balsámico
- 1 cucharadita de aceite de oliva
- ¼ taza de brócoli (al vapor, en cubitos)

- ¼ taza de judías verdes (al vapor)
- ½ taza de pepino (en rodajas)
- 2 tazas de espinaca bebé (lavada, escurrida)
- ½ pimiento rojo (en cubos)
- 1 huevo (hervido, enfriado, cortado en trozos del tamaño de un bocado)
- 1 filete de atún aleta amarilla
- 1 rábano (en rodajas)
- 3 aceitunas negras (en rodajas)
- perejil (fresco, picado)

Elaboración:

1. Sazona el filete de atún con pimienta.
2. En una sartén, pon un poco de aceite y el filete de atún sazonado, y cocina a fuego alto 2 minutos por lado.
3. En un recipiente, agrega la espinaca, el pimiento rojo, el huevo y el pepino, luego mezcla ligeramente.
4. Agrega el rábano, las judías y las aceitunas y continúa mezclando para incorporar todos los ingredientes.
5. Corta el atún cocido en rodajas y añádelo al recipiente.
6. En un recipiente aparte, mezcla el vinagre balsámico, la mostaza, el aceite de oliva, la sal y la pimienta y bate bien.
7. Añade el perejil a la vinagreta y sigue batiendo para incorporar.
8. Rocía la vinagreta sobre la ensalada antes de servirla.

Aguacates rellenos de salmón

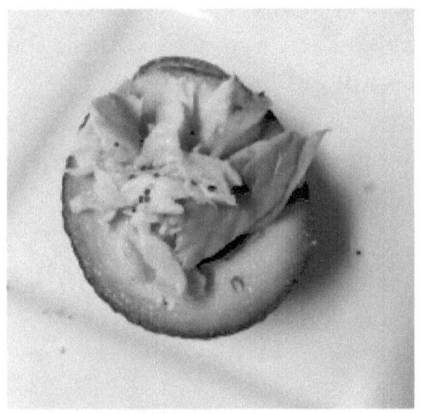

Además de la combinación perfecta de salmón ahumado y aguacate, este plato no requiere cocción. Es cremoso, ahumado y hace que el almuerzo sea rápido y lujoso. También puedes servirlo como aperitivo o disfrutarlo como una cena ligera. Es amigable con keto, delicioso y está lleno de grasas saludables.

Tiempo: 5 minutos

Porciones: 2

Ingredientes:

- ¾ taza de crema agria
- ¾ taza de salmón ahumado
- 2 aguacates de tamaño mediano
- pimienta negra
- sal
- 2 cucharadas de jugo de limón (opcional)

Elaboración:

1. Corta los aguacates por la mitad y saca los huesos.
2. Reparte la crema agria en partes iguales entre las cuatro mitades de aguacate y rellena con una cuchara el hueco de cada mitad.
3. Cubre con el salmón ahumado y sazona con una pizca de sal y pimienta. Si lo deseas, también puedes agregar jugo de limón antes de servir.

Wraps de pesto de pollo

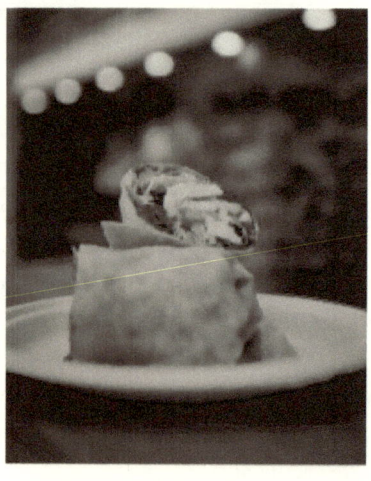

Este simple wrap para ensaladas es otro plato que puedes preparar en un abrir y cerrar de ojos. El uso de hojas de lechuga o de repollo lo hace perfecto para la dieta keto y también para la diabetes. Se almacena bien, ¡y es realmente sabroso!

Tiempo: 5 minutos

Porciones: 6

Ingredientes para la ensalada:

- ⅓ taza de apio (picado)
- ½ taza de mayonesa keto-amigable
- 2 tazas de pollo (cocido, cortado en cubos)
- pimienta negra
- sal
- hojas de repollo o lechuga
- rodajas de aguacate (opcional)
- queso (rallado, opcional)
- rodajas de pepino (opcional)
- rodajas de tomate (opcional)

Ingredientes para el pesto de albahaca:

- 2 cucharaditas de ajo (picado)
- 3 cucharadas de nueces pecanas (tostadas, enfriadas)
- ¼ taza de aceite de oliva
- 2 tazas de hojas de albahaca

Elaboración:

1. En una licuadora, coloca todos los ingredientes del pesto de albahaca y mezcla hasta obtener una consistencia suave.
2. En un recipiente, mezcla el pollo, el pesto de albahaca, el apio, la mayonesa y una pizca de sal y pimienta, luego revuelve bien para integrar.
3. Arma los wraps. Comienza por poner la ensalada de pollo en una hoja de repollo o lechuga. Si lo deseas,

agrega cualquiera de los ingredientes opcionales antes de enrollar.

Rollos de espinacas sustanciosos

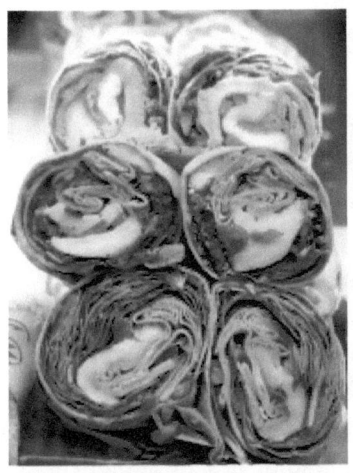

¡Estos rollos de espinacas son abundantes, sabrosos y tienen el toque picante perfecto! Esta receta es ideal para diabéticos y también es adecuada para vegetarianos. La espinaca es uno de los vegetales más sanos que existen, por lo que debes tratar de incorporarla a tus comidas con más frecuencia. Esta receta para el almuerzo te hará volver por más.

Tiempo: 55 minutos

Porciones: 2

Ingredientes:

- ¼ cucharadita hojuelas de chile
- 1 cucharadita de pimienta negra
- 1 cucharadita de curry en polvo
- 1 cucharadita de sal

- ¼ taza de zanahoria (rallada)
- ¼ taza de queso mozzarella (rallado)
- ⅓ taza de cebolla (finamente picada)
- ½ taza de requesón
- ¾ taza de perejil (finamente picado)
- 2 tazas de hojas de espinaca (frescas)
- 1 diente de ajo (picado)
- 3 huevos
- spray vegetal

Elaboración:

1. Precalienta tu horno a 400°F (200°C) y rocía una bandeja para hornear con el spray vegetal.
2. En un recipiente, coloca las espinacas, la mozzarella, el ajo, la mitad de la sal y la pimienta y 2 huevos, luego mezcla hasta que estén bien incorporados.
3. Vierte la mezcla en la bandeja para hornear y distribúyela uniformemente.
4. Coloca la bandeja en el horno y hornea la mezcla de espinacas durante 15 minutos.
5. Saca la bandeja del horno y déjala a un lado para que se enfríe.
6. En una sartén, pon un poco de aceite y las cebollas, luego cocina a fuego medio aproximadamente 1 minuto.
7. Añade el perejil y las zanahorias, mezcla bien y deja cocer a fuego lento 2 minutos más.
8. Agrega el polvo de curry, las hojuelas de chile, el resto de la sal y la pimienta, el requesón y luego mezcla hasta

que esté bien incorporado.

9. Retira la sartén del fuego y añade el huevo restante.

10. Mezcla bien todos los ingredientes y vierte sobre la mezcla de espinacas fría.

11. Extiende uniformemente cuidando los bordes para que la mezcla no se derrame.

12. Enrolla cuidadosamente las espinacas horneadas y vuelve a colocarlas en la bandeja para hornear.

13. Vuelve a colocar la bandeja en el horno y hornea aproximadamente 25 minutos.

14. Saca la bandeja del horno y deja enfriar el rollo de espinacas unos 10 minutos antes de cortarlo en rodajas y servirlo.

Muslos de pollo con ajo y champiñones

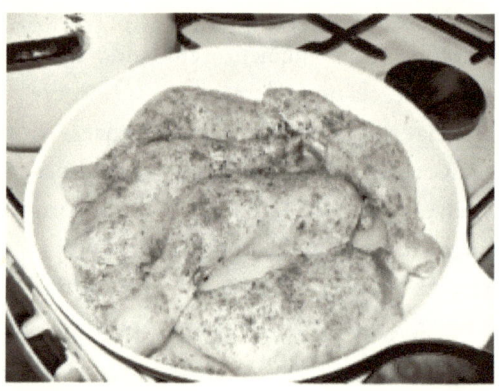

Este plato delicioso es tan cremoso y mantecoso que puedes sentirte culpable por comerlo. Por supuesto, también resulta ser una comida cetogénica libre de culpas que puedes disfrutar con un acompañamiento fresco, como una ensalada verde. Sube el nivel de tu menú keto preparando este plato y mantente motivado para seguir con esta dieta única.

Tiempo: 20 minutos

Porciones: 4

Ingredientes:

- ½ cucharadita romero (seco)
- 1 cucharadita de ajo en polvo
- 1 cucharadita de cebolla en polvo
- 1 cucharadita de tomillo (seco)
- 2 cucharadas de aceite de oliva
- 4 cucharadas de mantequilla

- ¼ taza de queso parmesano (rallado)
- 1¼ tazas de crema fresca
- 4 tazas de champiñones (picados)
- 680 gr muslos de pollo (sin hueso)
- 3 dientes de ajo (picados)
- pimienta negra
- sal

Elaboración:

1. En una sartén, calienta la mantequilla a fuego medio.
2. Añade el ajo y cocina hasta que esté dorado.
3. Agrega los hongos y cocina hasta que estén tiernos y suaves. Sazona con sal y pimienta.
4. Pasa los hongos a un tazón y déjalos a un lado.
5. En un recipiente, mezcla bien todas las especias.
6. Cubre de manera uniforme los muslos de pollo con la mezcla de especias.
7. Añade un poco de aceite de oliva a la misma sartén, junto con los muslos de pollo, y fríe de 6 a 7 minutos por lado.
8. Una vez cocidos, retira los muslos de pollo de la sartén y mantenlos calientes.
9. En la misma sartén, añade el parmesano y la crema fresca.
10. Mezcla bien, deja hervir, baja el fuego y deja cocer a fuego lento durante 5 minutos mientras revuelves constantemente. Sazona con sal y pimienta mientras continúas revolviendo hasta que la salsa espese.
11. Vuelve a colocar los muslos de pollo en la sartén junto

con los champiñones cocidos y sírvelos cuando estén calientes.

Huevos Rancheros

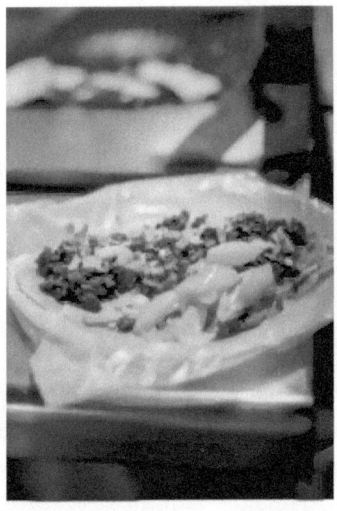

Esta versión keto del clásico mexicano combina elementos de "shakshuka", el clásico plato tunecino. Es picante, algo condimentado y delicioso. Es una comida abundante que puedes disfrutar en el almuerzo o la cena y así alcanzar tu objetivo de macros. ¡También es fácil de preparar!

Tiempo: 45 minutos

Porciones: 4

Ingredientes:

- ½ cucharadita de sal
- ½ cucharadita de comino (molido)
- 1 cucharada de salsa picante
- 2 cucharadas de aceite de oliva

- ½ cebolla (picada)
- ¾ taza de frijoles negros (enlatados, escurridos)
- ¾ taza de tomates (triturados o cortados en cubos)
- 2 dientes de ajo (picados)
- 4 huevos
- aguacate (en rodajas, para cubrir)
- hojas de cilantro (para cubrir)
- queso feta (desmenuzado, para cubrir)
- rábanos (en rodajas, para cubrir)

Elaboración:

1. Precalienta el horno a 375°F (190°C).
2. En una sartén para horno, pon un poco de aceite junto con el ajo y la cebolla a fuego medio. Saltea hasta que la cebolla se ponga dorada y empiece a ablandarse, aproximadamente 6 minutos.
3. Añade la salsa picante y el comino y continúa salteando unos segundos más.
4. Agrega los frijoles, los tomates y la sal y luego baja el fuego a medio-bajo.
5. Revuelve de vez en cuando mientras se cocina unos 15 minutos más hasta que la salsa espese.
6. Usando la parte posterior de una cuchara, presiona suavemente sobre la salsa para hacer un hueco pequeño. Con cuidado, pon uno de los huevos. Repite con el resto de los huevos.
7. Pon la sartén en el horno y hornea entre 7 y 15 minutos, dependiendo de cómo te gusten los huevos cocidos.

8. Saca la sartén del horno y sirve mientras esté caliente.

Cazuela de brócoli cremoso

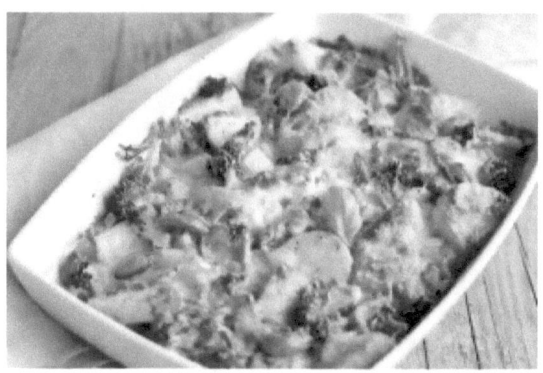

Esta cazuela keto cremosa y rica puede ser un almuerzo ligero o una guarnición para tu comida. Es el plato reconfortante ideal para preparar en un santiamén. La salsa de queso apacigua elbrócoli crujiente y la cazuela entera se asa para hacer un plato delicioso para compartir con toda la familia.

Tiempo: 45 minutos

Porciones: 6

Ingredientes:

- ½ cucharadita de pimienta negra
- 1 cucharadita de albahaca (seca)
- 1 cucharadita de sal marina
- 1 cucharada de mostaza amarilla
- 2 cucharadas de mantequilla (sin sal)
- ¼ taza de queso mozzarella (rallado)
- ½ taza de crema espesa

- 1 taza de queso crema
- 1 taza de queso cheddar blanco (rallado)
- 3¾ tazas de brócoli (cortado en ramilletes)
- 2 dientes de ajo (picados)

Elaboración:

1. Precalienta el horno a 350°F (180ºC) y engrasa una cacerola.
2. En una olla, cocina la crema, la mantequilla y el queso crema a fuego medio. Revuelve la mezcla de vez en cuando hasta que todos los ingredientes se derritan y estén bien integrados.
3. Baja el fuego y añade la pimienta, la sal, la albahaca, la mostaza, el ajo y los quesos rallados.
4. Continúa mezclando hasta que los quesos se derritan completamente y obtengas una mezcla cremosa y suave.
5. Agrega los ramilletes de brócoli a la cazuela y distribúyelos uniformemente.
6. Vierte la salsa sobre el brócoli y mezcla bien para cubrir todos los ramilletes uniformemente.
7. Unta el brócoli recubierto en una sola capa y cubre con más queso mozzarella rallado.
8. Coloca la cacerola en el horno y hornea durante 30 minutos.
9. Saca la cacerola del horno y deja que se enfríe unos 10 minutos antes de servir.

Capítulo 6: Recetas de cena keto para la diabetes tipo 2

La cena es el momento para completar tus macros del día. A menos que estés planeando tus comidas (lo cual es altamente recomendado en la dieta cetogénica), es importante que cuentes tus calorías en cada comida, especialmente en términos de las grasas, las proteínas y los carbohidratos que has consumido en el desayuno, el almuerzo e incluso si has tomado un refrigerio por la tarde. Si tuviste comidas abundantes durante todo el día, entonces debes consumir una cena ligera. Por el contrario, si tuviste comidas ligeras durante todo el día, entonces puedes darte el gusto de una cena saludable y abundante. Alcanzar el éxito con la dieta keto tiene que ver con encontrar el equilibrio adecuado todos los días.

Sándwich BLT de huevos de aguacate al horno

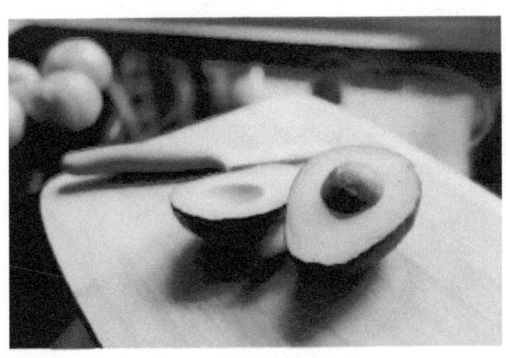

Estos huevos de aguacate al horno son la cena (o almuerzo) perfecta. Es un plato bajo en carbohidratos y alto en grasas saludables que te mantendrá satisfecho durante mucho tiempo. Son fáciles de preparar, llevan menos de una hora y satisfacen al comerlos.

Tiempo: 25 minutos

Porciones: 4

Ingredientes:

- ¼ taza de tocino (cocido, picado)
- ¼ taza de hojas de lechuga (desmenuzadas)
- 2 aguacates medianos
- 4 tomates cherry (cortados en cuatro)
- 4 huevos medianos
- pimienta negra
- sal

Elaboración:

1. Precalienta el horno a 375°F (190°C) y forra una bandeja para hornear con papel de pergamino o manteca.
2. Corta ambos aguacates por la mitad y saca el hueso.
3. Haz que el agujero que queda sea más grande sacando un poco de pulpa según sea necesario. Retira lo suficiente para que el huevo quepa dentro.
4. Coloca las mitades de aguacate preparadas en la bandeja para hornear.
5. Rompe los huevos en cada uno de los agujeros que has hecho y sazona con sal y pimienta.
6. Cubre los huevos con tocino y tomates cherry.
7. Coloca la bandeja en el horno y hornea los aguacates de 15 a 18 minutos, dependiendo de cómo te gusten los huevos.
8. Saca la bandeja del horno y cubre cada una de las mitades de aguacate con hojas de lechuga ralladas antes de servir.

Bocados de pechuga de pavo marinada a las hierbas

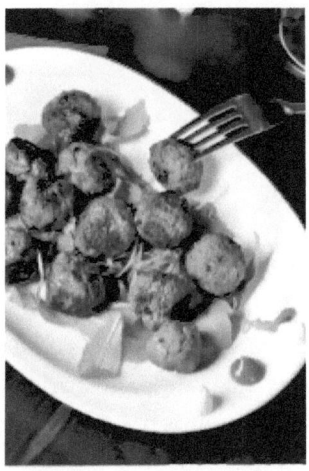

Esta receta es rápida, saludable y muy gratificante a la hora de comer. Tiene una combinación perfecta de sabores con un mínimo de trabajo. Toma las pechugas de pavo aburridas y las eleva en un plato absolutamente delicioso. Con los sabores fuertes, ni siquiera tienes que agregar condimentos o salsas que contengan carbohidratos adicionales.

Tiempo: 50 minutos

Porciones: 1

Ingredientes:

- ¼ cucharadita albahaca (seca)
- ¼ cucharadita de pimienta negra
- ¼ cucharadita de ajo en polvo

- ¼ cucharadita tomillo
- 1 cucharadita de aceite de oliva
- 1½ vinagre balsámico
- ½ taza de pechuga de pavo (en cubos)

Elaboración:

1. En un recipiente, coloca la pimienta, la albahaca, el tomillo, el aceite de oliva y el vinagre balsámico y mezcla bien.
2. Coloca la pechuga de pavo cortada en cubos en el tazón, revuelve para cubrirla y déjala marinando por lo menos 30 minutos.
3. En una sartén, calienta un poco de aceite y agrega los cubos de pechuga de pavo marinada a fuego medio. Fríe de 5 a 8 minutos hasta que estén completamente cocidos. Sirve caliente.

Puré de coliflor con espinacas

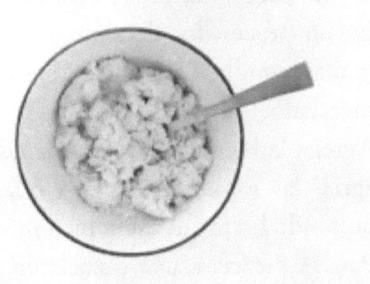

Este plato satisfará tu antojo de puré de patatas sin los carbohidratos, y la culpa. Agregar espinacas al plato lo hace más saludable y sabroso también. Mientras que el puré de coliflor regular funciona como un acompañamiento excelente, esta receta lo mejora añadiendo más color y sabor. Además, puedes disfrutarla sola como una cena abundante.

Tiempo: 30 minutos

Porciones: 8

Ingredientes:

- ¼ cucharadita de hierba de eneldo (seca)
- 1½ cucharadita de cebolla (seca, picada)
- ½ taza de mantequilla
- 1 taza de queso cheddar (rallado)
- 1 taza de crema agria
- 1¼ taza de espinacas (picadas, cocidas, escurridas)
- 1 cabeza de coliflor mediana (picada)
- sal

Elaboración:

1. En una olla, pon a hervir agua. Añade la coliflor, cocina unos 6 minutos y escurre.
2. En un procesador de alimentos, mezcla la coliflor y la mantequilla y luego bate hasta que todo esté bien mezclado.
3. Agrega la hierba de eneldo, la cebolla seca, la crema agria, las espinacas y una pizca de sal y continúa pulsando hasta que estén bien integradas.
4. Pasa la mezcla a una cazuela engrasada y cubre con queso cheddar.
5. Coloca la cazuela en el horno y hornea a 350°F (180°C) durante 20 minutos.
6. Saca la cazuela del horno y deja enfriar antes de servir.

Ensalada de camarones con especias

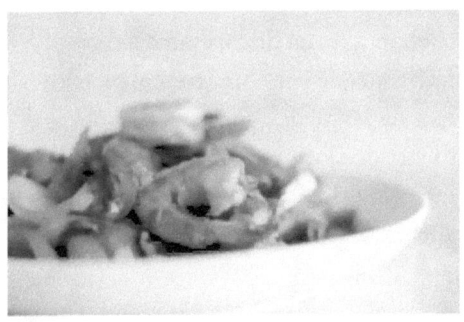

Si te gusta la comida picante, esta es la receta perfecta para ti. Esta ensalada picante despertará tus papilas gustativas junto con el resto de tus sentidos. Tiene aguacate suave, pepino crujiente y camarones calientes combinados con un sabroso aderezo de ajo y jengibre. ¡Perfecta!

Tiempo: 5 minutos

Porciones: 2

Ingredientes para la ensalada:

- 2 cucharaditas de chile en polvo
- 3 cucharadas de aceite de oliva
- ¼ taza de espinaca bebé (lavada, escurrida)
- ⅔ taza de pepino (picado)
- 1¼ taza de camarones (pelados)
- ½ lima (jugo)
- 1 diente de ajo (prensado)
- 2 aguacates medianos
- cilantro (fresco)

- 2 cucharadas de avellanas (opcional, picadas)

Ingredientes para el aderezo:

- ½ cucharada salsa de soja tamari
- 1 cucharada de jengibre (fresco, picado)
- ¼ taza de aceite de aguacate
- ½ diente de ajo (prensado)
- ½ lima (jugo)
- pimienta negra
- sal

Elaboración:

1. Corta los aguacates por la mitad y saca el hueso.
2. Saca los trozos de aguacate con una cuchara y luego córtalos en rodajas.
3. Rocía con jugo de lima y sazona con sal.
4. En un plato, coloca el aguacate, el pepino y las espinacas. Sazona con sal y mezcla ligeramente.
5. En una sartén, pon un poco de aceite junto con el chile en polvo y el ajo, luego fríelos hasta que estén perfumados.
6. Añade los camarones y fríe de 2 a 3 minutos de cada lado. Sazona con sal y pimienta.
7. Coloca los camarones sobre los vegetales y, si lo deseas, espolvorea cilantro y nueces.
8. Con una licuadora de mano, mezcla todos los ingredientes del aderezo.
9. Mezcla hasta que esté suave y rocía sobre la ensalada

antes de servir.

Panecillos de pastel de pavo

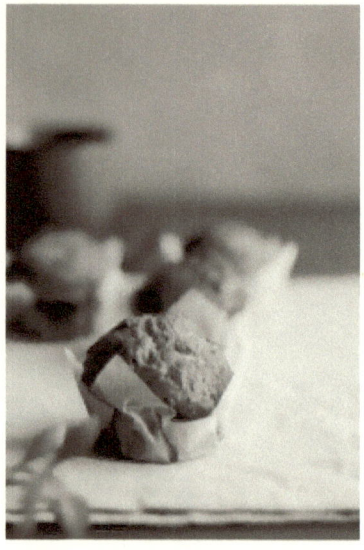

¿Pastel de pavo? ¿Has oído hablar de algo así? Bueno, existe, y es completamente keto-amigable. Estos panecillos de pavo con queso satisfarán tus papilas gustativas cada vez que los comas. Y como vienen en forma de panecillos, no tienes que cortarlos ni pensar en el tamaño de las porciones.

Tiempo: 1 hora

Porciones: 12 panecillos

Ingredientes:

- ½ cucharadita orégano (seco)
- 1 cucharadita de sal
- 1 cucharada de aceite de coco

- 1 cucharada de salsa Worcestershire
- 2 cucharadas de perejil (fresco)
- ½ taza de cebolla (picada)
- ¾ taza de cortezas de cerdo (trituradas)
- 1 taza de queso mozzarella (rallado)
- 900 gr de pavo (molido)
- 2 huevos grandes
- 4 dientes de ajo (finamente picados)
- ketchup (opcional, sin azúcar)

Elaboración:

1. Precalienta tu horno a 350°F (180°C) y usa aceite de coco para engrasar una bandeja de panecillos.
2. En un recipiente grande, coloca todos los ingredientes y luego mezcla hasta que todo esté bien incorporado.
3. Coloca la mezcla de pastel de carne en el molde para magdalenas con una cuchara.
4. Coloca la bandeja en el horno y hornea los panecillos 55 minutos.
5. Saca la bandeja del horno y deja que enfríen antes de servir. Si lo deseas, sirve con ketchup para remojar.

Poké de atún

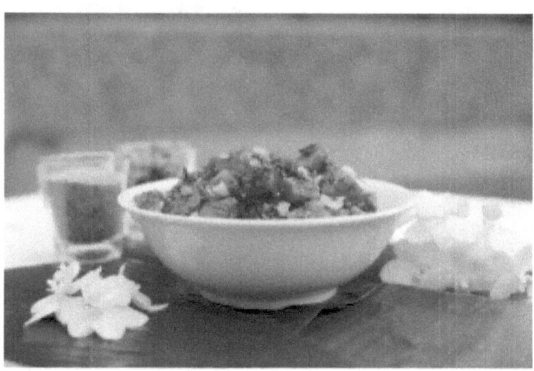

Este es un método clásico hawaiano para preparar atún crudo (u otros tipos de pescado) con especias, aceite de sésamo y salsa de soja. Básicamente, es la versión hawaiana del sushi. Es otra receta fácil que se prepara en sólo 10 minutos. Si estás buscando una opción de cena rápida, esta es la mejor.

Tiempo: 20 minutos

Porciones: 2

Ingredientes:

- 1 cucharada de salsa de chile y ajo
- 1 cucharada de aceite de sésamo
- 2 cucharadas de semillas de sésamo
- 2 cucharadas de salsa de soya (baja en sodio)
- 225 gr atún aleta amarilla (de grado sushi)
- 1 aguacate mediano (en cubos)
- 2 cebollines (picados)

Elaboración:

1. Enjuaga el atún y córtalo en trozos pequeños.
2. En un tazón, coloca la salsa de chile y ajo, el aceite de sésamo, la salsa de soya, los cebollines y la mitad de las semillas de sésamo y mezcla bien.
3. Añade los trozos de atún y continúa mezclando para cubrirlos uniformemente.
4. Deja enfriar en el refrigerador unos 10 minutos, permitiendo que los sabores se mezclen y sean absorbidos por el atún (puedes omitir este paso si lo deseas).
5. Antes de servir, agrega los cubos de aguacate y mezcla suavemente. Espolvorea con el resto de las semillas de sésamo y sirve.

Plato de vegetales a la parrilla

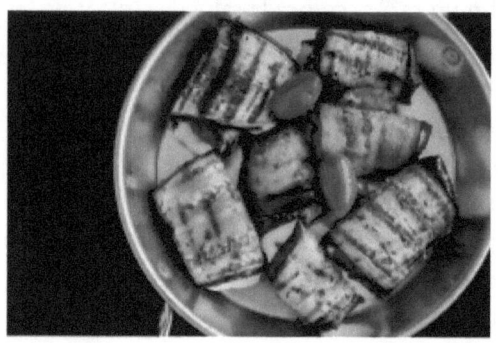

Come una porción grande de vegetales en una sola comida con esta obra maestra de inspiración mediterránea. Este plato es una combinación fresca de vegetales a la parrilla, nueces, queso y aceitunas que hacen una deliciosa cena keto. El toque de limón y aceite de oliva le añade sabor y le da el toque final perfecto.

Tiempo: 20 minutos

Porciones: 2

Ingredientes:

- 2 cucharadas de almendras
- ⅛ taza de hojas verdes
- ¼ taza de aceite de oliva
- ½ taza de crema fresca
- ⅔ taza de queso cheddar (rebanado)
- ⅓ berenjena (cortada a lo largo)
- ½ limón (jugo)

- ½ calabacín (cortado a lo largo)
- 10 aceitunas negras (en rodajas)
- pimienta negra
- sal

Elaboración:

1. Sazona los calabacines y las rodajas de berenjena con sal y déjalos a un lado 10 minutos.
2. Precalienta el horno y ponlo a asar, luego usa papel de pergamino o papel manteca para forrar una bandeja para hornear.
3. Con toallas de papel, seca el calabacín y las rodajas de berenjena.
4. Coloca el calabacín y las rodajas de berenjena en la bandeja para hornear, unta con aceite de oliva y sazona con pimienta.
5. Coloca la bandeja en el horno y asa las rodajas de calabacín y berenjena de 15 a 20 minutos.
6. Saca la bandeja del horno y coloca las rodajas de calabacines y berenjenas en una bandeja para servir.
7. Añade las almendras, las aceitunas, las lonchas de queso y las hojas verdes al plato, junto con la crema fresca a un lado.
8. Rocía las rodajas de calabacín y berenjena con jugo de limón y aceite de oliva y sirve.

Ensalada griega

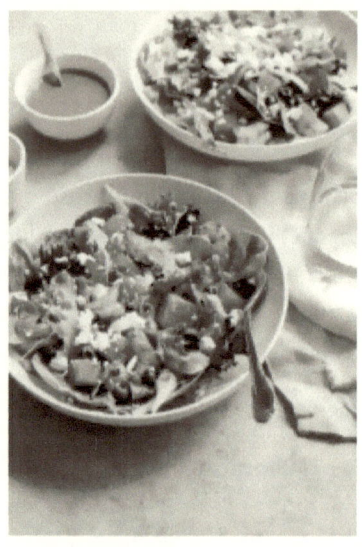

Esta increíble ensalada baja en carbohidratos incluye "zoodles", una forma divertida y saludable de incluir calabacines en tu comida. Es otra receta sencilla para la cena, fácil de preparar en solo 5 minutos. Es fresca, crujiente, deliciosa y es la comida ligera perfecta para terminar el día.

Tiempo: 5 minutos

Porciones: 6

Ingredientes:

- ⅛ cucharadita de pimienta negra
- ¼ cucharadita de sal marina
- ½ cucharadita orégano (seco)

- 3 cucharadas de vinagre de vino tinto
- 6 cucharadas de aceite de oliva
- ½ taza de queso feta (desmenuzado)
- ½ taza de aceitunas Kalamata (sin hueso, en rodajas)
- 1 taza de tomates (en cubos)
- 1 pimiento verde (picado)
- 1 calabacín mediano (en espiral)
- 2 pepinos (pelados, en rodajas)
- 1 peperoncino (opcional, en rodajas)
- 8 lonchas de salami (opcional)

Elaboración:

1. En un recipiente, mezcla la pimienta, la sal, el orégano, el vinagre y el aceite de oliva y bate bien.
2. En un recipiente aparte, coloca el queso feta, las aceitunas Kalamata, los tomates, el pimiento morrón y los pepinos. Si lo deseas, agrega también el peperoncino y las rebanadas de salami.
3. Agrega el aderezo y mezcla ligeramente para cubrir todos los ingredientes uniformemente.
4. Coloca los calabacines espirales en un plato para servir, cubre con la ensalada y sirve.

Capítulo 7: Recetas de postres keto para la diabetes tipo 2

¿Quién dice que no puedes comer postres mientras haces la dieta keto, o padeces diabetes tipo 2? Aunque debes tener cuidado con el azúcar cuando tienes esta afección, no significa que no puedas volver a comer postres. Lo bueno de la dieta cetogénica es que se ha vuelto tan moderna y dominante que los fabricantes han empezado a crear sus propias versiones de sustitutos cetogénicos del azúcar , que también resultan adecuados para los diabéticos. Estas son algunas recetas sencillas de postres keto para empezar:

Corteza de pistachos y granada

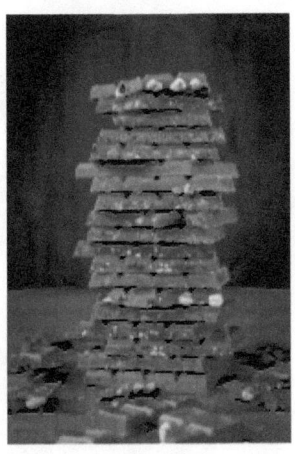

El chocolate es uno de los postres más populares. Este ingrediente versátil puede disfrutarse solo y viene en diferentes variantes. Para esta receta, utilizarás chocolate amargo, que es más saludable y más adecuado para keto. Esta corteza de chocolate se combina con granadas y pistachos y así resulta más saludable y satisfactoria como dulce después de la comida.

Tiempo: 20 minutos (tiempo de enfriamiento no incluido)

Porciones: 1 pila

Ingredientes:

- ⅛ cucharadita de sal marina
- ½ taza de pistachos (crudos, sin cáscara, picados)
- ½ taza de semillas de granada (escurridas)

- 2⅓ tazas de chocolate amargo (en trozos pequeños)

Elaboración:

1. Usa papel de pergamino o papel manteca para forrar una bandeja para hornear y luego déjala a un lado.
2. En una sartén, pon los pistachos a fuego medio, cocina 3 minutos y deja enfriar.
3. En una cacerola, hierve un poco de agua a fuego medio y luego reduce el fuego a bajo, dejando que el agua hierva a fuego lento.
4. Coloca el chocolate en un recipiente a prueba de calor y luego coloca el recipiente encima de la cacerola.
5. Calienta el chocolate 5 minutos para que se derrita mientras revuelves suavemente.
6. Vierte el chocolate derretido en la bandeja para hornear y usa una espátula para distribuirlo uniformemente hasta los bordes.
7. Espolvorea con semillas de granada y pistachos tostados.
8. Coloca la bandeja para hornear en el refrigerador durante aproximadamente 1 hora para que el chocolate se asiente.
9. Rompe la corteza de chocolate en trozos y guárdala en un recipiente hermético.

Crème Brûlée de pan de jengibre

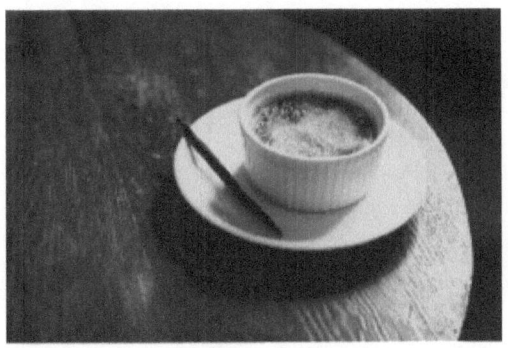

Esta receta combina un pan de jengibre de ensueño con natilla cremosa para un tentempié indulgente y saludable. Es un increíble postre keto que completa las comidas con una delicia perfectamente condimentada. Este plato le da un giro interesante a un postre clásico que todos conocemos y amamos.

Tiempo: 30 minutos

Porciones: 6

Ingredientes:

- ¼ cucharadita extracto de vainilla
- 2 cucharaditas de especias para pastel de calabaza
- 2 cucharadas de eritritol
- 1¾ tazas de crema batida espesa
- 4 huevos (sólo yemas)
- ½ clementina (opcional)

Elaboración:

1. Precalienta el horno a 360°F (182°C) y agrega agua a una bandeja para hornear.

2. En una cacerola, pon la crema junto con el extracto de vainilla, el eritritol y la especia para pastel de calabaza, mezcla bien y lleva a ebullición.

3. En un recipiente, agrega las yemas de huevo y luego vierte la mezcla de crema poco a poco mientras bates continuamente.

4. Vierte la mezcla en los moldes y coloca los moldes en la bandeja para hornear con agua.

5. Coloca la bandeja para hornear en el horno y hornea durante 30 minutos.

6. Saca la bandeja del horno y los moldes de la bandeja para hornear y deja enfriar.

7. Cubre cada porción con clementina antes de servir.

Tarta de queso con jalea de proteína

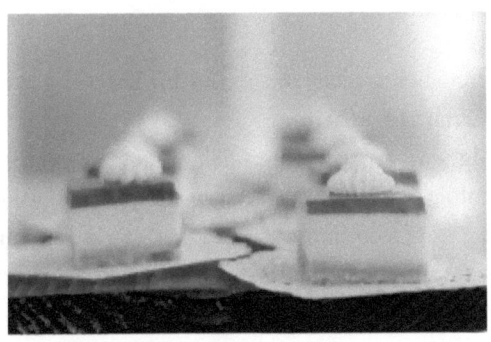

Cuando desees un postre más pesado para completar una comida ligera, no busques más allá de esta deliciosa tarta de queso. Debido a que está hecha casi completamente de proteínas, también es un excelente bocadillo para antes de acostarse: te deja satisfecho y alimenta tus músculos mientras duermes. Este pastel de queso bajo en carbohidratos satisfará tus antojos sin necesidad de usar todas tus necesidades calóricas diarias.

Tiempo: 1 hora

Porciones: 1 tarta de queso

Ingredientes:

- 1 cucharadita de extracto de vainilla
- 1 cucharada de edulcorante keto en polvo
- 1 taza de requesón
- 1 cucharada de polvo de proteína (vainilla)
- 1 paquete de gelatina (sin azúcar, sabor fresa)

- 2 huevos (sólo claras)
- agua

Elaboración:

1. Precalienta el horno a 325°F (162°C) y engrasa una sartén antiadherente.
2. Sigue las instrucciones del paquete de gelatina y luego colócala en el congelador hasta que esté casi lista.
3. En un recipiente, coloca las claras de huevo y el requesón y luego mezcla hasta obtener una consistencia suave.
4. Agrega la proteína en polvo, el extracto de vainilla y el edulcorante y bate hasta que todo esté bien incorporado.
5. Vierte la masa en la sartén antiadherente.
6. Coloca la sartén antiadherente en el horno y hornea aproximadamente 25 minutos.
7. Apaga el horno con el pastel dentro.
8. Cuando la gelatina esté lista, viértela sobre la tarta de queso enfriada.
9. Coloca el pastel de queso en el refrigerador de 10 a 12 horas antes de servirlo.

Mousse de bayas crujientes

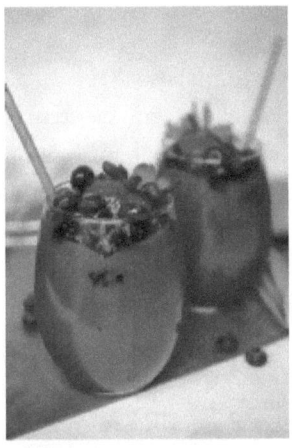

Experimenta el increíble sabor de esta creativa y cremosa receta de mousse. Es simple, saludable y seguramente sorprenderá a tus seres queridos. Tiene bayas frescas para darle sabor, nueces para la textura y cáscara de limón para equilibrar todo. Es una delicia festiva que se puede disfrutar en cualquier momento del día.

Tiempo: 10 minutos (tiempo de enfriamiento no incluido)

Porciones: 8

Ingredientes:

- ¼ cucharadita extracto de vainilla
- ¼ taza de nueces (picadas)
- ½ taza de frambuesas (frescas, también puedes usar

arándanos o fresas)
- 2 tazas de crema batida espesa
- ½ limón (sólo ralladura)

Elaboración:

1. En un recipiente, pon la crema espesa y usa una batidora de mano para batir hasta que se formen picos suaves. Añade el extracto de vainilla y la ralladura de limón hacia el final.
2. Agrega las nueces y las bayas y revuelve bien para incorporar.
3. Cubre el tazón con un envoltorio de plástico para alimentos y colócalo en el refrigerador un mínimo de 3 horas antes de servirlo.

Barras de mantequilla de maní heladas

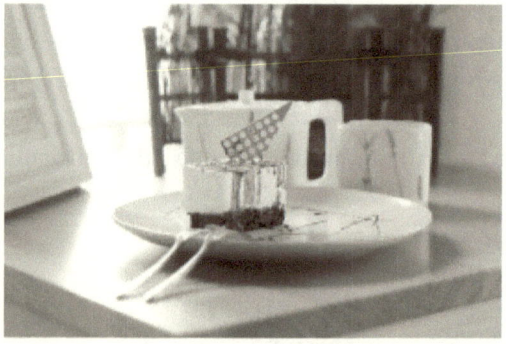

¡Estas barras de mantequilla de maní son tan sabrosas y adictivas que es posible que tengas que contenerte para no comer todo el lote cuando esté listo! Estas barras son la combinación perfecta de sabores de los ingredientes saludables que usas para prepararlas. Otro postre fácil que puedes preparar en un santiamén.

Tiempo: 30 minutos (tiempo de congelación no incluido)
Porciones: 12 barras
Ingredientes:

- ½ cucharadita extracto de vainilla
- 2 cucharadas de mantequilla (sin sal)
- ¼ taza de chocolate amargo
- ½ taza de mantequilla de maní (natural, cremosa)
- 1 taza de yogur griego (vainilla)
- 3 plátanos (maduros)
- 8 galletas graham

Elaboración:

1. Precalienta el horno a 350°F (180ºC) y engrasa una bandeja para hornear.
2. En una bolsa Ziploc, pon todas las galletas graham y séllala.
3. Usa tus manos, un rodillo o cualquier otro objeto duro para aplastar las galletas hasta triturarlas.
4. En un recipiente para microondas, coloca la mantequilla y derrite. Deja enfriar aproximadamente 1 minuto.
5. Agrega las galletas graham trituradas y revuelve hasta que estén bien mezcladas.
6. Pasa la mezcla a la bandeja para hornear y extiéndela

hasta los bordes uniformemente con una espátula.

7. Coloca la fuente en el horno y hornea la corteza 10 minutos.

8. Saca la bandeja para hornear del horno y déjela a un lado para que enfríe.

9. En un recipiente, coloca los plátanos y aplástalos.

10. En un recipiente aparte, mezcla el extracto de vainilla, el yogur griego y la mantequilla de maní, luego revuelve bien para integrar.

11. Incorpora los plátanos de a pocoe hasta que queden bien incorporados.

12. Vierte la mezcla de plátanos sobre la corteza.

13. Coloca la bandeja para hornear en el congelador un mínimo de 3 horas.

14. En un recipiente para microondas, coloca el chocolate y derrite en el microondas durante aproximadamente 1 minuto, revolviendo a los 30 segundos.

15. Saca el molde del congelador y rocía el chocolate derretido por encima, antes de cortarlo en barras.

Bombas de grasa de coco y fresa

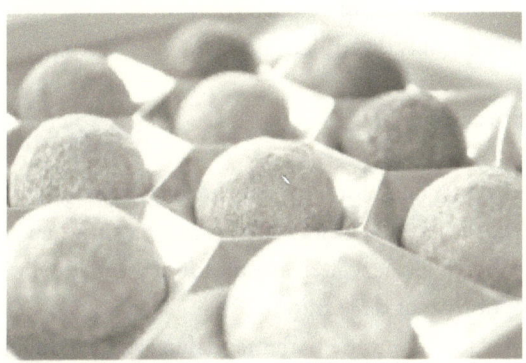

Estas sabrosas bombas de grasa son muy simples y fáciles de hacer. Requieren ingredientes sencillos y son un postre sabroso que también puedes servir como bocadillo. Son fuentes energéticas llenas de grasas saludables que te dan energía y te mantienen satisfecho hasta tu próxima comida. El aceite de coco cremoso y la crema de coco son la base perfecta para imitar la riqueza y cremosidad de la tarta de queso de fresa.

Tiempo: 10 minutos (tiempo de congelamiento no incluido)

Porciones: 20 bombas de grasa

Ingredientes para la base:

- 1 cucharada de jugo de lima
- ½ cucharadita edulcorante (líquido) apto para keto
- ½ taza de aceite de coco (derretido)
- 1½ taza de crema de coco

Ingredientes para la cobertura:

- ¼ taza de fresas (frescas, picadas)
- ½ taza de aceite de coco (derretido)
- 5 - 8 gotas de edulcorante (líquido) apto para keto

Elaboración:

1. En una licuadora, coloca todos los ingredientes para la base y mezcla hasta obtener una textura suave.
2. Vierte la mezcla en un molde para magdalenas hasta cubrir más de la mitad.
3. Coloca el molde para magdalenas en el congelador 20 minutos.
4. En una licuadora, coloca todos los ingredientes de la cobertura y mezcla hasta obtener una textura suave.
5. Saca la bandeja del congelador y agrega con una cuchara una capa de la cobertura sobre la base.
6. Coloca la bandeja para magdalenas en el refrigerador y refrigera de la noche a la mañana antes de servir.

Granizado de fresa

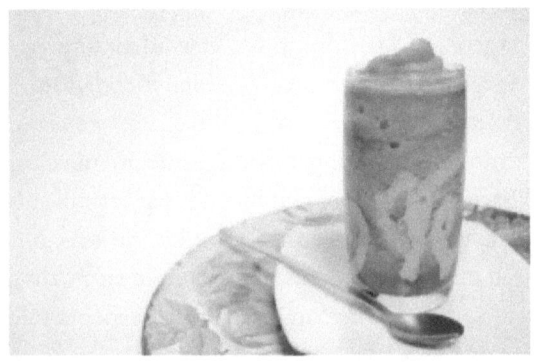

Este postre semicongelado es saludable, refrescante y muy simple. Requiere muy pocos ingredientes e incluso se puede cambiar de sabor cambiando el ingrediente principal. Este postre es perfecto para los días calurosos de verano después de haber disfrutado de una comida de keto pesada y rica en grasa. También puedes disfrutarlo como un tentempié para cuando los días se ponen muy calurosos.

Tiempo: 40 minutos (tiempo de congelamiento no incluido)

Porciones: 6

Ingredientes:

- 1 cucharada de jugo de limón
- ¾ taza edulcorante compatible con keto
- 1 taza de agua
- 2 tazas de fresas

Elaboración:

1. En un procesador de alimentos, coloca las fresas y el puré.
2. Agrega el jugo de limón, el edulcorante y el agua y luego pulsa hasta que estén bien mezclados.
3. Vierte la mezcla en una bandeja para hornear y colócala en el congelador durante 30 minutos.
4. Saca la bandeja, usa un tenedor para remover la mezcla y luego regresa al congelador 2 horas más. Retira cada 30 minutos para remover y romper en trozos grandes.
5. Al servir, decora con una ramita de menta si lo deseas.

Panna Cotta de azafrán

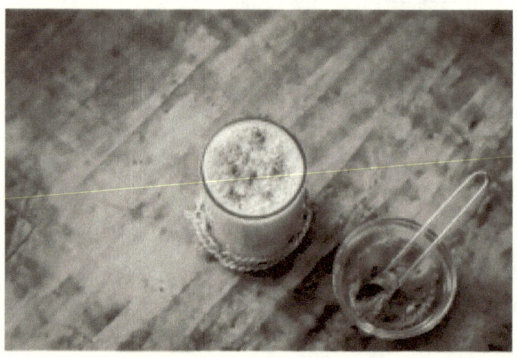

Este magnífico postre es simple, cremoso y elegante. Tiene un color brillante que lo hace lucir increíble, y un sabor que te hará darte cuenta de que sabe tan asombroso como se ve. Es un postre de ensueño para los que siguen la dieta keto, por lo que aprender a prepararlo elevará tus habilidades para hacer postres.

Tiempo: 10 minutos (tiempo de enfriamiento no incluido)

Porciones: 6

Ingredientes:

- ¼ cucharadita extracto de vainilla
- ½ cucharada gelatina (en polvo, sin sabor)
- 2 tazas de crema batida espesa
- azafrán
- agua
- 1 cucharada de almendras (opcional, picadas)
- 1 cucharada de miel (opcional)
- 12 frambuesas (opcional, frescas)

Elaboración:

1. En un bol, mezcla el polvo de gelatina con un poco de agua y deja a un lado.
2. En una cacerola, mezcla la crema espesa, el extracto de vainilla y una pizca de miel a fuego medio y pon a hervir. Si lo deseas, puedes añadir miel.
3. Cuando rompa el hervor, baja el fuego y deja hervir a fuego lento un par de minutos.
4. Retira la cacerola del fuego, agrega la mezcla de gelatina y revuelve bien hasta que se disuelva.
5. Vierte la mezcla en moldes, cúbrelos con un envoltorio de plástico y colócalos en el refrigerador para que enfríen un mínimo de 2 horas.

6. Si lo deseas, coloca las almendras en una sartén y cocina un par de minutos hasta que estén tostadas.

7. Sirve la panna cotta tal cual o con almendras tostadas y frambuesas frescas.

Capítulo 8: Recetas de bocadillos keto para la diabetes tipo 2

Finalmente, tenemos algunas recetas de bocadillos saludables. Cuando padeces diabetes tipo 2, debes asegurarte de que tus niveles de azúcar en sangre no bajen demasiado, y aquí es donde entran los bocadillos. Disfrutar de bocadillos saludables, y compatibles con la diabetes y la dieta keto, ayuda a estabilizar tus niveles de azúcar en sangre e insulina sin comprometer tu salud. Lo bueno de algunas de estas recetas, especialmente las dulces, es que también puedes comerlas como postre. Mezcla y combina todas las recetas que has aprendido en este libro para elaborar un plan de comidas saludables que te permita consumir todas las calorías y macros que necesitas para lograr y mantener la cetosis.

Bombas de grasa de chocolate

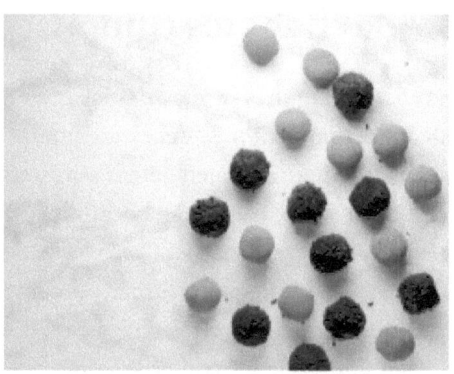

Si te gusta el chocolate, te encantará saber que es posible comerlo mientras estás en keto, siempre y cuando elijas bien. Las bombas de grasa son muy populares en la dieta keto porque contienen una gran cantidad de grasas saludables que te ayudan a alcanzar tus objetivos dietarios. Cuando pruebes las bombas de grasa, esta receta puede convertirse en una de tus favoritas.

Tiempo: 25 minutos

Porciones: 12 bombas de grasa

Ingredientes:

- 1 cucharadita de extracto de vainilla
- 2 cucharadas de edulcorante compatible con keto
- 2 cucharadas de crema espesa
- 5 cucharadas de mantequilla de maní (natural, con trozos)
- 6 cucharadas de semillas de cáñamo (sin cáscara)

- ¼ taza de cacao en polvo (sin azúcar)
- ½ taza de aceite de coco (sin refinar)
- coco (opcional, rallado)

Elaboración:

1. En un recipiente, coloca las semillas de cáñamo, el cacao en polvo y la mantequilla de maní y luego mezcla bien.
2. Agrega el aceite de coco y continúa mezclando hasta obtener una consistencia pastosa.
3. Añade el extracto de vainilla, el edulcorante y la crema espesa y continúa mezclando hasta que todo esté bien incorporado.
4. Usa tus manos para recoger la mezcla y hacer bolitas.
5. Cubre las bolas en coco rallado si lo deseas.
6. Forra una bandeja de horno con papel de pergamino o papel manteca y coloca las bombas de grasa.
7. Coloca la bandeja en el refrigerador al menos 30 minutos antes de servir.

Brie al horno

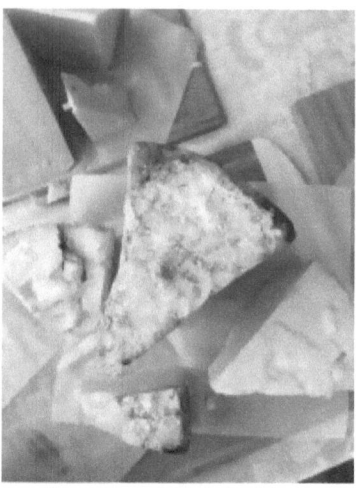

Este plato es cremoso, reconfortante, elegante, y es un tentempié de dieta keto que satisface. Disfruta del delicioso sabor del Brie caliente acompañado con nueces tostadas y hierbas frescas. ¡Disfrutarás tanto este bocadillo que tal vez quieras servirlo en tu próxima fiesta! También va bien como postre gratificante.

Tiempo: 10 minutos

Porciones: 4

Ingredientes:

- 1 cucharada de aceite de oliva
- 1 cucharada de romero (fresco, picado grueso)
- ¼ taza de nueces (picadas en trozos grandes)

- 1¼ taza de queso Brie
- 1 diente de ajo (picado)
- pimienta negra
- sal

Elaboración:

1. Precalienta el horno a 400°F (200°C) y forra una bandeja para hornear con papel de pergamino o papel manteca.
2. Coloca el Brie en la bandeja para hornear.
3. En un recipiente, coloca las hierbas, las nueces, el ajo y el aceite de oliva. Sazona con sal y pimienta y mezcla bien.
4. Vierte la mezcla sobre el queso.
5. Coloca la bandeja en el horno y hornea durante 10 minutos.
6. Saca la bandeja del horno y sirve caliente.

Mousse de plátano y frambuesa

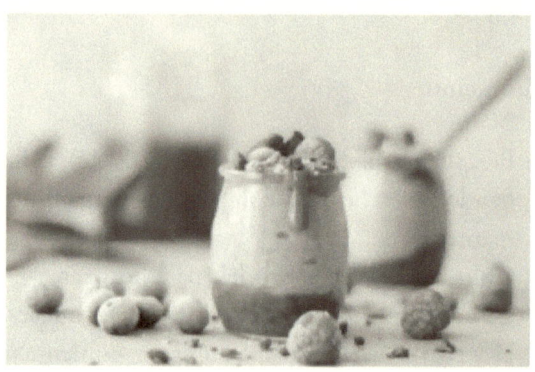

Esta mousse con alto contenido de proteínas es un bocadillo excelente cuando necesitas un incentivo de proteínas para completar tu recuento de macros. Tiene una consistencia sedosa y espesa sin los ingredientes poco saludables que normalmente se encuentran en un plato tan indulgente como este. Esta mousse también es versátil porque se pueden utilizar otras bayas como sustituto de las frambuesas.

Tiempo: 5 minutos

Porciones: 1

Ingredientes:

- 1 cucharada de edulcorante compatible con keto
- ⅕ taza de frambuesas (congeladas)
- ¼ taza de plátano (congelado)
- 2 huevos medianos (sólo claras)
- Frambuesas (opcional, frescas)

Elaboración:

1. En un tazón, mezcla el edulcorante y las claras de huevo, luego usa una batidora de mano para batir durante aproximadamente 2 minutos hasta que estén firmes.
2. Agrega las frambuesas y los plátanos y continúa mezclando hasta obtener una consistencia suave y de color rosado.
3. Coloca la mousse en los tazones y, si lo deseas, cubre con bayas frescas antes de servir.

Pudín de choco-aguacate

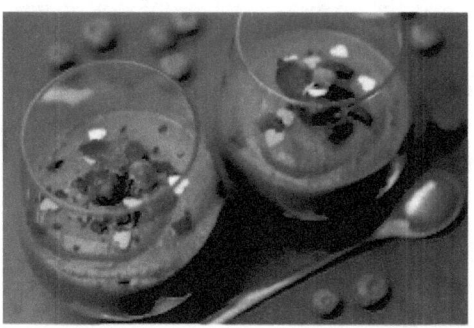

El chocolate y el aguacate son una combinación hecha en el cielo. Esta mousse de chocolate es una comida cremosa y saludable que puedes disfrutar cuando tienes antojo de un bocadillo dulce. Los aguacates aparecen con frecuencia en las recetas keto porque agregan muchos nutrientes beneficiosos a los platos, tanto dulces como salados.

Tiempo: 10 minutos (tiempo de enfriamiento no incluido)

Porciones: 6

Ingredientes:

- 1 cucharadita de extracto de vainilla
- ¼ taza de leche de almendras (no endulzada, dividida)
- ¼ taza de chispas de chocolate (semiamargas)
- ¼ taza de cacao en polvo
- 1 aguacate mediano (maduro)
- almendras o fresas (opcional, para cubrir)

Elaboración:

1. Corta el aguacate por la mitad, saca la carne y colócala en una licuadora.
2. En un recipiente para microondas, derrite las chispas de chocolate.
3. Agrega el chocolate derretido a la licuadora junto con el cacao en polvo, el extracto de vainilla y la mitad de la leche de almendras.
4. Mezcla todos los ingredientes hasta obtener una consistencia suave.
5. Vierte la mezcla en un recipiente y colócala en el refrigerador durante 30 minutos para que enfríe.
6. Antes de servir, cubre con almendras o fresas si lo deseas.

Crema de limón y tofu

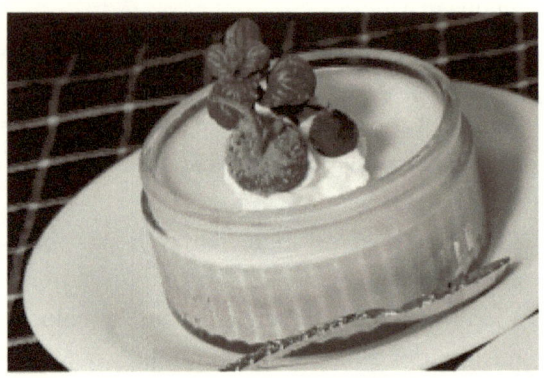

Este tentempié sin azúcar, sin gluten y apto para keto también es adecuado para los veganos. Puedes disfrutarlo solo o usarlo como aderezo para postres y otros platos dulces. Puedes utilizar tofu extra firme o firme para esta receta, dependiendo de tus preferencias. Sin embargo, la mejor manera de disfrutar este bocadillo, y hacerlomás abundante, es acompañándolo con frutas frescas y nueces picadas.

Tiempo: 6 minutos

Porciones: 4

Ingredientes:

- 1 cucharadita de edulcorante compatible con keto
- 1 cucharadita de cáscara de limón
- ¼ taza de jugo de limón (fresco)
- 1 taza de tofu (firme o extra firme, escurrido)
- 1 limón grande (cáscara y jugo)

- nueces picadas (opcional)
- frutas frescas (opcional)

Elaboración:

1. Usa papel absorbente para secar el tofu todo lo posible.
2. En un procesador de alimentos, coloca todos los ingredientes y mezcla hasta obtener una mezcla suave.
3. Pasa la mezcla a un recipiente y refrigera.
4. Antes de servir, si lo deseas, cubre con nueces picadas y frutas frescas.

Galletas de mantequilla de maní

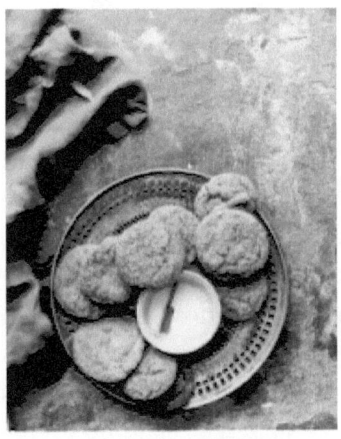

Estas galletas bajas en carbohidratos y sin azúcar se pueden disfrutar en cualquier momento del día. Sea que tengas antojo de un bocadillo por la mañana o por la tarde, puedes comer estas galletas de mantequilla de maní deliciosas y sencillas. ¡Son bien simples porque sólo se necesitan cinco ingredientes para hacerlas! Comer una o dos de estas galletas en la merienda tampoco arruinará tu dieta.

Tiempo: 20 minutos

Porciones: 12 galletas

Ingredientes:

- ½ cucharadita bicarbonato de sodio
- ½ cucharadita extracto de vainilla
- ⅔ taza de eritritol (en polvo)
- 1 taza de mantequilla de maní (sin azúcar, suave)
- 1 huevo grande

Elaboración:

1. Precalienta tu horno a 350°F (180°C) y cubre una bandeja para hornear galletas con papel de pergamino o papel manteca.
2. En un recipiente, coloca todos los ingredientes y mezcla bien hasta formar una masa.
3. Coge 2 cucharadas de la masa y dale forma de bola con las manos.
4. Coloca las bolitas de masa en la bandeja para hornear y presiona con un tenedor en el centro de cada galleta para que queden planas.
5. Coloca la bandeja en el horno y hornea las galletas de 12 a 15 minutos.
6. Saca la bandeja del horno y deja que las galletas enfríen durante 25 minutos.

7. Pasa las galletas a una rejilla de enfriamiento y deja que enfríen 15 minutos más antes de servirlas.

Pudín de coco

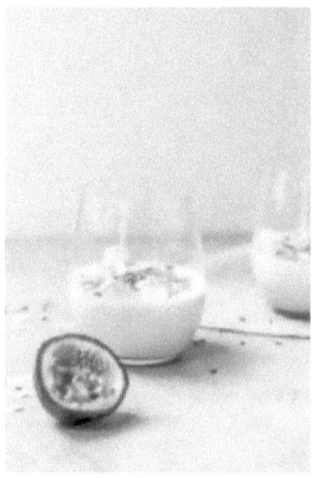

¿Buscas una receta de pudín tradicional bajo en carbohidratos? Entonces esta es la receta para ti. Se trata de un pudín cremoso con un delicioso sabor a coco que proviene de la combinación perfecta de queso crema y leche de coco. La preparación lleva sólo 15 minutos, pero su sabor te acompañará un tiempo más.

Tiempo: 15 minutos

Porciones: 4

Ingredientes:

- ½ cucharadita extracto de vainilla
- 1 cucharadita de extracto de coco
- ¼ taza de edulcorante compatible con keto (granulado)
- ½ taza de coco (sin azúcar, rallado)

- ½ taza de crema de coco
- ½ taza de leche de coco
- ½ taza de queso crema (en trozos pequeños)
- 1 huevo (batido)

Elaboración:

1. En un recipiente para microondas, mezcla la mitad de la crema de coco con el edulcorante, el extracto de vainilla, el extracto de coco y el coco rallado.

2. Coloca el recipiente en el microondas, calienta a temperatura alta durante 1 minuto y reserva.

3. En un recipiente aparte, mezcla el resto de la crema con el huevo, bate hasta que esté bien integrado y reserva.

4. En una cacerola, mezcla el queso crema y la leche de coco y cocina a fuego medio hasta que todos los trozos de queso crema se hayan derretido.

5. Añade la mezcla que calentaste en el microondas y continúa cocinando 2 minutos más.

6. Añade la mezcla de huevo y continúa la cocción sin dejar de revolver hasta que espese.

7. Vierte la mezcla en pequeños recipientes para hornear y deja enfriar a temperatura ambiente.

8. Refrigera aproximadamente 30 minutos antes de servir.

Manzanas con canela y salsa de vainilla

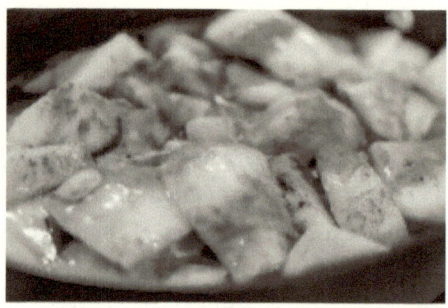

Una vez que pruebes este bocadillo, querrás comerlo una y otra vez. Lleva una salsa cremosa con especias que elevará tu temperatura. Si bien la salsa combina perfectamente con las manzanas en canela, también sirve para acompañar otros bocadillos y postres dado que es muy versátil.

Tiempo: 20 minutos

Porciones: 6

Ingredientes para la salsa:

- ½ cucharadita extracto de vainilla
- 2 cucharadas de mantequilla
- 2½ tazas de crema batida espesa
- 1 huevo mediano (sólo yema)
- 1 flor de anís estrellado (opcional)

Ingredientes para las manzanas:

- 1 cucharadita de canela (molida)

- 3 cucharadas de mantequilla
- 3 manzanas Granny Smith (u otro tipo de manzana ácida y firme)

Elaboración:

1. En una cacerola, cocina el extracto de vainilla, la mantequilla, alrededor de ¼ de la crema batida pesada y, si lo deseas, el anís estrellado a fuego medio.
2. Deja que la mezcla hierva y baja el fuego a lento.
3. Deja hervir a fuego lento unos 5 minutos mientras revuelves constantemente hasta que quede cremoso.
4. Retira la cacerola del fuego, saca el anís estrellado y pasa la mezcla a un recipiente.
5. Agrega la yema de huevo a la mezcla caliente mientras bates vigorosamente.
6. Coloca el recipiente en el refrigerador para que enfríe completamente.
7. En un recipiente aparte, coloca el resto de la crema batida y bate hasta formar picos suaves.
8. Incorpora la salsa fría.
9. Vuelve a colocar la mezcla en el refrigerador al menos 30 minutos.
10. Lava las manzanas, extrae el carozo y córtalas en rodajas finas.
11. En una sartén, derrite la mantequilla a fuego medio y añade las rodajas de manzana.
12. Cocina las rodajas de manzana hasta que estén doradas. Al finalizar el proceso de cocción, añade la canela y mezcla ligeramente para cubrir todas las

rodajas de manzana.

13. Sirve caliente y cubre con la salsa de vainilla fría.

Conclusión: Llevar un estilo de vida keto con diabetes tipo 2

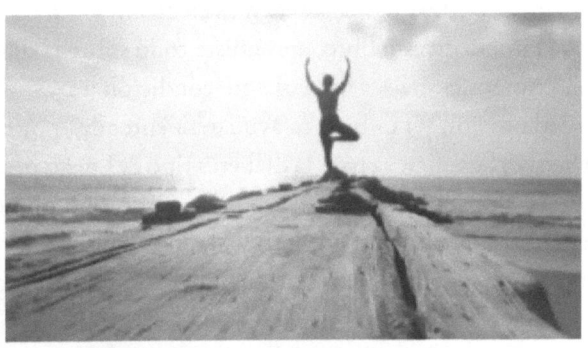

Vivir con diabetes tipo 2 no es fácil. Si eres diagnosticado con esta afección, es posible que tengas que buscar maneras de hacer tu vida más fácil. Para esta condición, una de las cosas más difíciles de tratar es la dieta. Pero si quieres que esta condición sea más fácil de manejar, necesitas hacer algunos cambios en tu estilo de vida y en tu dieta. Si tan sólo hubiera reglas estándar para seguir...

Si eliges comenzar la dieta cetogénica, descubrirás que cambiar tu dieta en beneficio de tu condición no es tan difícil; después de todo, la dieta cetogénica viene con su propio conjunto de reglas. Esta dieta alta en grasas, baja en carbohidratos y moderada en proteínas es ideal para cualquier persona que padezca diabetes tipo 2, a menos que esté recibiendo terapia de insulina.

Dado que padeces una afección médica, es mejor que consultes con tu médico antes de empezar la dieta keto.

Afortunadamente, con este libro has aprendido toda la información fundamental sobre esta dieta. Con toda esta información y conocimiento, puedes tener una conversación más enriquecedora con tu médico sobre seguir la dieta para controlar tu condición de manera más efectiva.

En el inicio de este libro, aprendiste todo sobre la diabetes tipo 2. Aprender más acerca de tu condición te ayudará a entenderla mejor, y también te ayudará a entender por qué la dieta keto es beneficiosa para la diabetes tipo 2. Luego pasamos a la dieta cetogénica y cómo seguirla, desde qué alimentos comer hasta qué alimentos evitar, y algunos consejos fáciles y prácticos para seguir la dieta keto cuando padeces diabetes tipo 2.

Luego vino el capítulo sobre cómo cocinar keto. Allí aprendiste la importancia de cocinar tus propias comidas, dado que eso te ayuda a seguir con la dieta a largo plazo. Este capítulo también incluye consejos sobre los ingredientes básicos de keto y algunos consejos útiles para la planificación de las comidas.

La siguiente parte del libro se centró en recetas fáciles, saludables, sabrosas y sencillas que puedes empezar a hacer en tu cocina ahora mismo. Comenzamos con recetas para el desayuno y luego pasamos a recetas para el almuerzo, la cena, el postre y los bocadillos, todas compatibles con keto y adecuadas para tu condición. De principio a fin, este libro te proporciona todo lo que necesitas para comenzar tu viaje keto. Si hay algo que deberías haber tomado de este libro, es saber que seguir la dieta keto no tiene por qué ser un reto y que deberías empezarla ahora para experimentar todos los beneficios que tiene para ofrecer.

Entonces, ¿qué esperas?